フローチャートと動画でみる輸血検査

一般社団法人 **日本輸血・細胞治療学会**［監修］

奥田　誠／井手大輔／日髙陽子／伊藤正一／松浦秀哲／北﨑英晃［編］

丸善出版

序　文

　本書は，臨床検査技師を目指す学生，輸血検査を行う初学者ならびに医療機関で輸血関連業務に従事している各医療職種の方々に，正しい輸血検査の手技や検査の手順について参考になる実用書としてご活用いただきたい.

　輸血検査の歴史は浅く，1900年に Karl Landsteiner 博士により ABO 血液型が発見され，1945年に Robert Royston Amos Coombs により輸血検査に必須な抗グロブリン試験が開発された，わずか100年余りの歴史で急速な進歩を遂げてきた検査領域です.

　国内で輸血療法が実施されている医療機関はおよそ10,000施設とされており，ほとんどの医療機関で輸血前の検査として ABO 血液型，RhD 血液型，交差適合試験などが実施されています. しかし，それら検査の手技が必ずしも標準化されていない現状があります.

　日本輸血・細胞治療学会では，輸血を受ける患者さんはすべて平等に安全であるべきと考えます. 日本輸血・細胞治療学会で全国的な標準化を目指して輸血検査技術講習委員会を組織し，講義ならびに実技講習会を開催しています. あわせて学会ホームページ上に「輸血のための検査マニュアル」も公開し，正しい検査手順，正しい結果解釈について指導を行っています. 安全な輸血療法は，正しい検査手技ならびに知識があってはじめて成り立つものです.

　本書は，日本輸血・細胞治療学会監修のもと，日本輸血・細胞治療学会　輸血検査技術講習委員会の経験豊富な委員を中心に編集，執筆を行いました. 具体的な検査の手順（フローチャート）を明示し，重要な検査手技については操作手順の確認ができるように YouTube を活用した動画再生で常に正しい検査手技の確認が行えるように工夫しました.

　日常起こり得る「予期せぬ反応」への対処や特殊な技術についても詳細にわかりやすく解説しており，学生教育や日常業務にご活用いただけるものと確信しております.

　最後に，本書刊行にあたりご助言を頂きました，日本赤十字社血液事業本部長の紀野修一先生，同関東甲信越ブロック血液センター検査部の常山初江先生，撮影場所の提供ならびに撮影のご協力を頂きました，日本赤十字社北海道ブロック血液センター，同品質部の鈴木理映子先生，三浦邦彦先生，急遽撮影の応援に駆けつけてくれた札幌医科大学附属病院検査部の村井良精先生に御礼申し上げます.

2023年　10月

フローチャートと動画でみる輸血検査 編集委員長

日本輸血・細胞治療学会　理事

奥田　誠

編集委員および執筆者

編集委員長

奥田　　誠　　東邦大学医療センター大森病院　輸血部

編 集 委 員

井手　大輔　　近畿大学病院　輸血・細胞治療センター
日高　陽子　　東邦大学医療センター大森病院　輸血部
伊藤　正一　　日本赤十字社東北ブロック血液センター　品質部
松浦　秀哲　　藤田医科大学　医療科学部
北﨑　英晃　　日本赤十字社北海道ブロック血液センター　品質部

執 筆 者

浅野　尚美　　岡山大学病院　輸血部
天本　貴広　　久留米大学医療センター　臨床検査室
板垣　浩行　　東海大学医学部付属病院　臨床検査技術科輸血室
井手　大輔　　近畿大学病院　輸血・細胞治療センター
伊藤　正一　　日本赤十字社東北ブロック血液センター　品質部
大谷　敦子　　兵庫県　病院局管理課
大前　和人　　奈良県立医科大学附属病院　輸血部
北﨑　英晃　　日本赤十字社北海道ブロック血液センター　品質部
富山　隆介　　富山大学附属病院　検査・輸血細胞治療部
日髙　陽子　　東邦大学医療センター大森病院　輸血部
福吉　葉子　　熊本大学病院　輸血・細胞治療部
藤井　明美　　県立広島病院　臨床研究検査科
本田　昌樹　　青森市民病院　医療技術局臨床検査部
松浦　秀哲　　藤田医科大学　医療科学部
村井　良精　　札幌医科大学附属病院　検査部
森山　昌彦　　東京都立墨東病院　検査科
山田麻里江　　佐賀大学医学部附属病院　検査部

［所属は2023年11月現在］

目 次 ●は動画収載項目

第 1 章

検査前の準備

1.1 2〜5％赤血球浮遊液の調製法[1]

目 的

抗凝固剤入りの採血管で採血された血液から2〜5％被検者赤血球浮遊液を調製する.

準備するもの

検 体	抗凝固剤入りの採血管で採血された血液
機器・機材	凝集判定用遠心機，検体分離用遠心機，試験管，スポイト，洗浄ビン
試 薬	生理食塩液

▍2 ～ 5 ％赤血球浮遊液の調製手順

検体を検体分離用遠心機で3,000rpm 5 分遠心

被検者名（または識別番号）を明記した試験管に
洗浄ビンで生理食塩液を約 1 mL 入れる*1

血漿（血清）を分離

スポイトで赤血球沈査を 1 滴（約50 μL）加え，混和*2

洗浄ビンで生理食塩液を試験管の
7 ～ 8 分目まで入れ，混和*3

凝集判定用遠心機で3,000～3,400rpm 1 ～ 2 分遠心

上清を除く*4

生理食塩液を約 1 mL 加え，混和し
2 ～ 5 ％赤血球浮遊液に調製*5

＊1　目安として人差し指一横指
＊2　スポイトの 1 滴は約50 μLとして検査するが，使用するスポイトによってばらつきがある．事前に 1 滴量を確認し，約50 μL
　　になるよう操作角度などを確認しておく（p.106，**図10.1.1** 参照）
＊3　洗浄ビンの操作が難しい場合はスポイトを用いてもよい
＊4　スポイトを使用するか，あるいは試験管を傾けて除いてもよい
＊5　被検者赤血球浮遊液の濃度は，市販の赤血球試薬の色調や遠心後のセルボタンの大きさを参考に判断する

1.2　赤血球の洗浄法

▌▌目　的

1．赤血球の洗浄

　夾雑物質（血漿または赤血球と混和している試薬など）を排除し，赤血球単独の反応を見るために行う．

2．抗グロブリン試験の洗浄（クームス洗浄）

　赤血球膜上に結合していない遊離している物質（蛋白質・抗体など）を除去する．

▌▌準備するもの

検　体	抗凝固剤入りの採血管で採血された血液
機器・機材	凝集判定用遠心機，検体分離用遠心機，試験管，スポイト，洗浄ビン，ペーパータオル
試　薬	生理食塩液

赤血球の洗浄手順

1．赤血球の洗浄手順

フロー
チャート

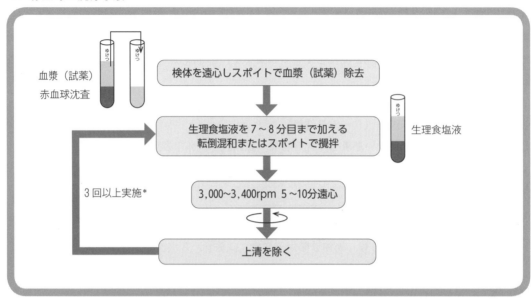

血漿（試薬）
赤血球沈査

検体を遠心しスポイトで血漿（試薬）除去

生理食塩液を7～8分目まで加える
転倒混和またはスポイトで撹拌

生理食塩液

3回以上実施*

3,000～3,400rpm 5～10分遠心

上清を除く

2．抗グロブリン試験の洗浄手順（クームス洗浄）

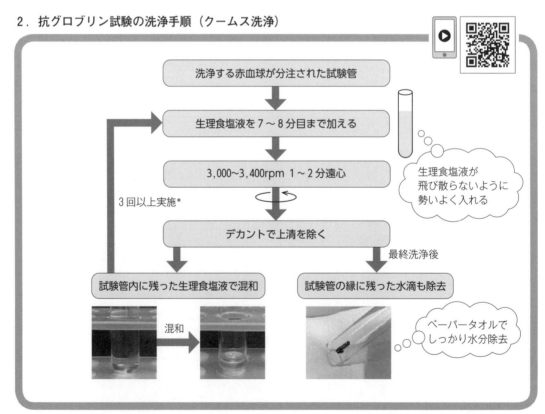

洗浄する赤血球が分注された試験管

生理食塩液を7～8分目まで加える

3,000～3,400rpm 1～2分遠心

3回以上実施*

デカントで上清を除く

生理食塩液が
飛び散らないように
勢いよく入れる

最終洗浄後

試験管内に残った生理食塩液で混和

試験管の縁に残った水滴も除去

混和

ペーパータオルで
しっかり水分除去

＊　検査項目によって洗浄回数は異なる

▌▌ 検査の注意点

　生理食塩液を分注する際は，洗浄ビンのノズルの先の汚染を
防ぐために試験管の縁に触れないようにする．

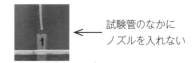

← 試験管のなかに
　ノズルを入れない

1．赤血球の洗浄

　生理食塩液と赤血球沈査を混和する際は，激しく行うと溶血や，検査項目によっては赤血球に結合した抗体が解離する可能性もあるので適切に行う．

2．抗グロブリン試験の洗浄（クームス洗浄）

・洗浄回数は，検査項目や反応増強剤によって異なるのでマニュアルまたは添付文書に従う．
・遠心時には，バランスを取る（p.15，1.4参照）．
・最終洗浄で水分をしっかり除去しないと抗ヒトグロブリン試薬が希釈される．
・疾患（高蛋白血症など）によっては規定の洗浄回数では干渉物質が除去されないことがある．

▌ 1.3　凝集反応の観察

1.3.1　試験管法

▌▌ 目　的

　凝集の有無を判定する．また，凝集しているときは凝集の強さ（反応強度）を 4＋から w＋に分類する．

▌▌ 準備するもの

検　体	抗凝固剤入りの採血管で採血された血液
機器・機材	凝集判定用遠心機，試験管
試　薬	抗体試薬，赤血球試薬

フロー
チャート

凝集反応の判定手順（試験管法）

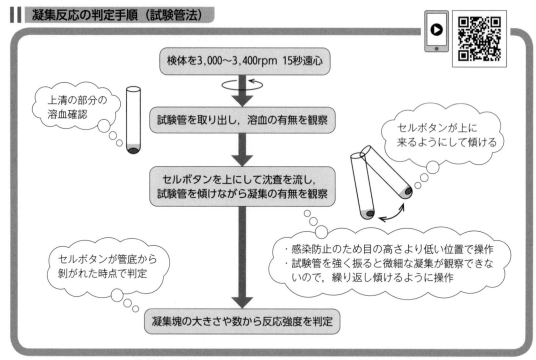

検体を3,000〜3,400rpm 15秒遠心

試験管を取り出し，溶血の有無を観察

上清の部分の溶血確認

セルボタンを上にして沈査を流し，
試験管を傾けながら凝集の有無を観察

セルボタンが上に来るようにして傾ける

セルボタンが管底から剝がれた時点で判定

・感染防止のため目の高さより低い位置で操作
・試験管を強く振ると微細な凝集が観察できないので，繰り返し傾けるように操作

凝集塊の大きさや数から反応強度を判定

〔井手大輔，他：輸血のための検査マニュアル Ver.1.3.2，日本輸血・細胞治療学会 輸血検査技術講習委員会（編），2021.
http://yuketsu.jstmct.or.jp/wp-content/uploads/2022/07/3757b362c7f7c34354513f31928b25f4.pdf より作成〕

結果と解釈

凝集塊の大きさ，数，背景の色調を基準に判定する（**表1.3.1**）.

表1.3.1 凝集反応の分類

	反応強度	特徴と外観	背景の色調	判　定
	4＋	1個の大きな凝集塊	透明	陽　性
	3＋	数個の大きな凝集塊	透明	陽　性
	2＋	中程度の凝集塊	透明	陽　性
	1＋	小さな凝集塊	赤く濁る	陽　性
	W＋	ごくわずかな微細凝集	赤く濁る	陽　性
	0	凝集も溶血も見られない	赤く濁る	陰　性
	mf	部分凝集	赤く濁る	陽　性
	H（PH）	完全溶血（部分溶血）	赤く透明（濁る）	陽　性

▌ 手技のポイント[2]

・遠心後の試験管を取り出すときは，凝集塊を崩さぬよう，静かに取り出す．
・白色（光）を背景に判定する．

1.3.2　カラム凝集法

▌ 目　的

　カラム凝集法を用いて赤血球凝集反応の陰性，陽性の判定を行う．陽性の場合は凝集の強さを4＋から1＋に分類する．

▌ 原　理

フィルター効果（ふるい効果）：赤血球（抗原）と血漿（抗体）を反応槽で反応させる．その後遠心すると，陰性（非凝集）赤血球はカラム層に充塡されているゲル（ビーズ）の間を通過して底部にたまる．陽性（凝集）赤血球は，ゲル（ビーズ）に捉えられる．
密度（比重）勾配遠心法：間接抗グロブリン試験（IAT）では，被検者血漿（血清），抗ヒトグロブリン試薬，赤血球の比重を利用することで，洗浄操作が不要である．

▌ 準備するもの

検　体	抗凝固剤入りの採血管で採血された血液
機器・機材	10〜50 μL用マイクロピペット，カセット（カード），カラム専用遠心機
試　薬	赤血球試薬，低イオン強度溶液（LISS）

フロー
チャート

凝集反応の判定手順（カラム凝集法）

血液型検査

```
┌─────────────────────────────┐
│   検体・カセット（カード）の確認    │
└─────────────────────────────┘
```

検体
・フィブリンが析出していないか
カセット（カード）
・カラム内に異物（気泡）はないか
・カラム内の液量は適正か
・内容物が飛び散っていないか

```
┌─────────────────────────────┐
│  カセット（カード）下部に被検者名    │
│   （または識別番号）を明記        │
└─────────────────────────────┘
```

```
┌─────────────────────────────┐
│  カセット（カード）上部のアルミシールを │
│      静かにはがす            │
└─────────────────────────────┘
```

・検査項目，使用するメーカーによって
　は，ライナー（アルミシールに穴をあ
　けるための機材）を使用
・アルミテープは静かに剝がす

```
┌─────────────────────────────┐
│  2～5％被検者赤血球浮遊液を分注*    │
└─────────────────────────────┘
```

```
┌─────────────────────────────┐
│    被検者血漿（血清）を分注        │
└─────────────────────────────┘
```

検体や試薬を分注する際は，スポイトの先端が分注
済みの検体または試薬に触れないようにする

```
┌─────────────────────────────┐
│   A₁赤血球試薬，             │
│   B赤血球試薬を              │
│     分注                  │
└─────────────────────────────┘
```

```
┌──────────────┐
│    遠　心     │
└──────────────┘
```

カラムの液量を目視し，
未分注がないことを確認

```
┌──────────────┐
│    判　定     │
└──────────────┘
```

＊　検査項目によっては，被検者血漿（血清）から分注（試薬の添付文書に従う）

検査の注意点[3]

- カラム凝集法はフィブリンの影響を受けやすく，分注後にフィブリンが析出するとカラム内のゲル（ビーズ）層を通過できなくなる．とくに血清を用いる場合は，分注前にフィブリンが析出していないか確認する．
- カセット（カード）内の内容物が飛び散っているときは，遠心してから使用する．
- カセット（カード）内の試薬が蒸発や結露している場合は，遠心後に転倒混和しさらに遠心して使用する．液面が不均一な場合には異常を認めたカセット（カード）は使用せず，新たなカセット（カード）で検査を行う．
- アルミテープを勢いよく剝がすと，カラム内の試薬が飛び散り，ほかのカラムに入りコンタミネーションを起こす可能性があるので静かに剝がす．
- IAT ではエアーギャップが形成されないと偽陽性または偽陰性になることがあるので，再度分注し直す．

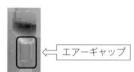

← エアーギャップ

- 検査項目，使用する試薬によっては追加で反応増強剤を分注する．
- 遠心済みのカセット（カード）は，倒したり逆さにしたりすると反応像が崩れるので垂直に扱う．

結果と解釈

表1.3.2 カラム凝集法の反応像

陽性	陽性	陽性	陽性	陰性	陽性	陽性
4+	3+	2+	1+	0	mf	H(PH)

1.3.3　マイクロプレート法

┃┃ 目 的

マイクロプレート法を用いて赤血球凝集反応の陰性，陽性の判定を行う．陽性の場合は凝集の強さを 4＋から 1＋に分類する．

┃┃ 原 理

1．直接凝集法

直接凝集法は抗原抗体反応によって引き起こされる赤血球凝集を直接検出する方法である．ABO・RhD 血液型検査で用いられる．

2．固相法

固相法は，プレートにあらかじめ赤血球膜に含まれる抗原を固相し，対応抗体が存在した場合，固相された抗原と抗体が結合する．その後，洗浄操作を行い，固相抗原と結合した抗体のみを残す．その後，IgG 感作赤血球（指示赤血球）を加えることで，固相された抗原に対する抗体の存在を確認する方法である．固相法は，不規則抗体検査，交差適合試験および直接抗グロブリン試験（DAT）で用いられる．

┃┃ 準備するもの

検 体	抗凝固剤入りの採血管で採血された血液，セグメントチューブ（交差適合試験時）
機器・機材	検体分離用遠心機，自動輸血検査装置
試 薬	A_1赤血球試薬，B 赤血球試薬，IgG 感作赤血球（指示赤血球），Rh コントロール試薬，抗 A 試薬，抗 B 試薬，抗 D 試薬，スチールボール（赤血球試薬の攪拌用），ストリップ（ABO・RhD 血液型検査用，不規則抗体検査用，赤血球固定化用），生理食塩液，低イオン強度溶液（LISS）

凝集反応の判定手順（マイクロプレート法）

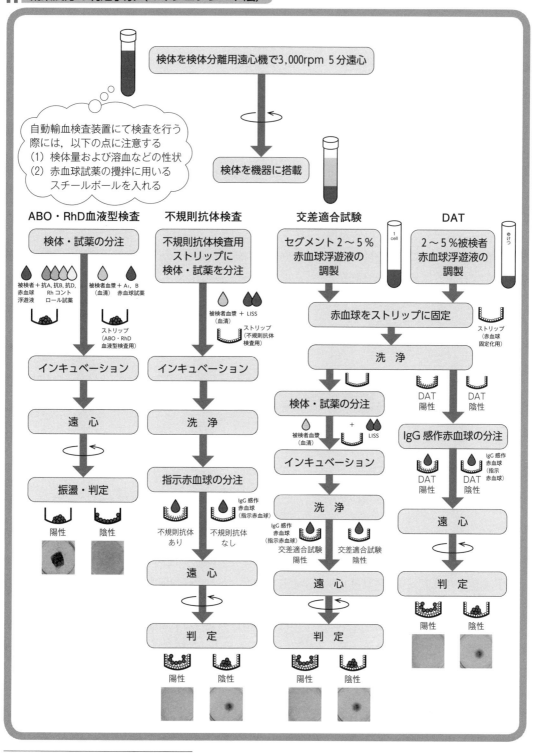

フロー
チャート

検体を検体分離用遠心機で3,000rpm 5分遠心

自動輸血検査装置にて検査を行う
際には，以下の点に注意する
(1) 検体量および溶血などの性状
(2) 赤血球試薬の攪拌に用いる
　　スチールボールを入れる

検体を機器に搭載

ABO・RhD血液型検査
検体・試薬の分注

被検者＋抗A, 抗B, 抗D,
赤血球　Rh コント
浮遊液　ロール試薬

被検者血漿 ＋ A₁, B
（血清）　赤血球試薬

ストリップ
（ABO・RhD
血液型検査用）

インキュベーション

遠心

振盪・判定

陽性　　陰性

不規則抗体検査
不規則抗体検査用
ストリップに
検体・試薬を分注

被検者血漿 ＋ LISS
（血清）

ストリップ
（不規則抗体
検査用）

インキュベーション

洗浄

指示赤血球の分注

IgG 感作
赤血球
（指示赤血球）

不規則抗体　　不規則抗体
あり　　　　　なし

遠心

判定

陽性　　陰性

交差適合試験
セグメント 2〜5 %
赤血球浮遊液の
調製

1 cell

赤血球をストリップに固定

洗浄

検体・試薬の分注

被検者血漿　＋　LISS
（血清）

インキュベーション

洗浄

IgG 感作
赤血球
（指示赤血球）

交差適合試験　　交差適合試験
陽性　　　　　　陰性

遠心

判定

陽性　　陰性

DAT
2〜5 %被検者
赤血球浮遊液の
調製

ゆけつ

ストリップ
（赤血球
固定化用）

DAT　　　DAT
陽性　　　陰性

IgG 感作赤血球の分注

IgG 感作
赤血球
（指示
赤血球）

DAT　　　DAT
陽性　　　陰性

遠心

判定

陽性　　陰性

＊ 不規則抗体検査，交差適合試験およびDATは用手法にて実施可能である（それぞれ，p.33, 48, 54参照）．用手法で行う
　場合，試薬の添付文書を参照

検査の注意点

・自動輸血検査装置にて測定を行う際には機器の精度管理および保守管理を適切に行う必要がある.

・検査ごとに陽性または陰性対照が存在する. これらが必ず期待される結果であることを確認したうえで, 被検者検体の検査結果を判定する.

・部分凝集の判定がないため, ABO血液型オモテ検査では, 非凝集赤血球の割合に応じて凝集強度が減弱する[4].

・マイクロプレートおよびストリップは乾燥剤および乾燥指示紙ともに保存し, 吸湿を認めた場合, 使用しない.

・酵素法を実施することはできない.

結果と解釈

　マイクロプレート法では, 測定原理により反応態度が異なる点に注意が必要である (**表1.3.3**). 自動輸血検査装置にて行った場合, 結果は自動的に判定されることから, 客観性に優れ, 判定結果も容易に保存することが可能である.

表1.3.3　直接凝集法・固相法の凝集判定と画像

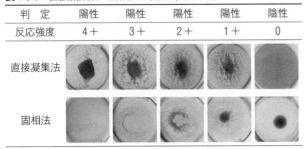

判　定	陽性	陽性	陽性	陽性	陰性
反応強度	4＋	3＋	2＋	1＋	0
直接凝集法					
固相法					

1.3.4　それぞれの検査の特徴

検査の注意点

　各検査法の注意すべき点を理解しておく必要がある. とくに自動輸血検査装置を用いるカラム凝集法とマイクロプレート法は, 検査が正しい行程で行われているかの確認や最終結果の判定時にカメラによって撮影された画像を用いる. そのため, 溶血や乳びなど検体の性状に影響を受ける可能性があるため注意が必要である. **表1.3.4**に, それぞれの方法の注意点をあげる.

　なお, カラム凝集法およびマイクロプレート法を自動輸血検査装置によって行う際には, 導入前に検証を行うべきであり[5], 日常的に適切なメンテナンスおよび精度管理を行い, 正しい結果が得られることを常に確認しておく必要がある[6].

表 1.3.4 各検査法の注意点

検査法	注意点
試験管法	用手法のため，検査者の力量に影響を受ける スポイトの使用法や判定は適切に行う必要がある 検査者間で結果の乖離が生じる可能性がある ヒューマンエラーが生じる可能性がある
カラム凝集法	コントロールカラムが陰性を呈していることを確認したうえで判定を行う カラムを使用する前に試薬が飛散や乾燥していないことを確認する 試薬分注時はエアーギャップを形成する
マイクロプレート法	マイクロプレートやストリップは乾燥した環境で保管する 部分凝集という判定が存在しないため，非凝集赤血球の割合に応じて，反応が減弱する可能性がある 酵素法を実施することはできない

結果と解釈

　試験管法は用手法によって行われるが，カラム凝集法およびマイクロプレート法は，自動化が可能となっている．得られる検査結果は，検査者の技量による影響を受けにくく，客観性に優れ，結果の保存も容易となっている．

　また，各検査の測定感度が異なることも報告されていることから，結果およびその解釈についても注意が必要である．たとえば，カラム凝集法は，ABO 血液型検査のウラ検査において反応態度が弱い傾向があること[7]，直接抗グロブリン試験（DAT）が陽性化しやすいこと[8]や結合力の弱い同種抗体や自己抗体を検出しやすいこと[9]が報告されている．一方，マイクロプレート法は部分凝集の判定が存在しないことや，間接抗グロブリン試験（IAT）において，IgM 型不規則抗体による影響を受けづらく，臨床的意義が高いとされる IgG 型不規則抗体の検出に優れていること[10]が報告されている．試験管法は習熟度を必要とするが，ポリエチレングリコール溶液（PEG 溶液）添加の IAT は，臨床上重要とされる抗体の検出に優れ，不要とされる抗体を検出するリスクを低減させること[11]が報告されている．

1.4 検査の準備

1. 試験管の識別法

・試験管には試薬名と被検者名（または識別番号）を明記する．生理食塩液や検体を小分けした試験管も含めて，検査に使用する各試験管は内容が識別できるようにする．

・試薬名と被検者名（または識別番号）は，試験管の上から 1/3 程度付近までに記入する．試験管全体に記入すると，凝集判定の観察時に妨げとなり，また恒温槽での加温中に消え

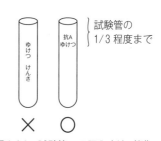

図 1.4.1 試験管への記入方法（例）

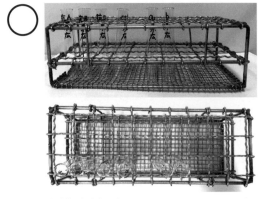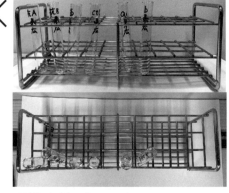

・試験管が垂直に立っている
・試験管口が揃っている（試薬や検体の分注ミス防止）
・試験管に記入した試薬名や被検者名がよく見える

・試験管が垂直に立っていない
・試験管口が不揃い（試薬や検体の分注ミスにつながる）

図1.4.2　試験管立てへの試験管の並べ方

てしまうことがある **(図1.4.1)**.
・試験管は，可能な限り垂直に立てられる試験管ラックを用いる **(図1.4.2)**.
・分注ミス防止のため，試薬名や被検者名（または識別番号）などがよく見えるように，試験管口をきちんと揃えて試験管立てに並べる **(図1.4.2)**.
・試験管は，使用するワークシートの記入欄の並びに準じて並べる.

2．機器・機材の準備・使用方法[2]

(1) 遠心機
・検体分離用遠心機：被検者血漿（血清）分離
・凝集判定用遠心機：凝集判定，赤血球洗浄
・血球洗浄遠心機：直接・間接抗グロブリン試験の自動洗浄，凝集判定

(2) 恒温槽（37〜60℃）
　交差適合試験や不規則抗体検査，熱解離や補体の不活化などで使用する．温度は機器に表示されているもの以外に温度計で実温度を確認する[12].

(3) 冷蔵庫・冷凍庫
・冷蔵庫（2〜8℃）：試薬の保管や検体の保管〔赤血球と血漿（血清）〕
・冷凍庫（−20℃以下）：凍結が必要な試薬の保管や検体の長期保管〔血漿（血清）〕

(4) ビューア：凝集判定
　専用のビューアがない場合は，明るい光のもとで白色を背景にするなどして弱い凝集を見逃さな

いようにする.

(5) 顕微鏡（対物レンズ×100または×200）

凝集と連銭形成の鑑別の際には顕微鏡で直接観察を行う.

(6) 試験管

直径12×75 mm（または10×75 mm）のガラス製のものを使用する.

(7) 試験管立て

(8) スポイト

樹脂製，ガラス製のものどちらを使用してもよい. 使用時には精度管理を行い，1滴量を確認したものを使用する[12].

(9) 洗浄ビン

500 mLの生理食塩液が入る樹脂製のもの.

(10) 温度計：恒温槽の実温度測定

(11) タイマー

時報などを用いて表示時間の確認ができているもの.

(12) 自動輸血検査装置

3．遠心機の操作

・遠心機は，回転数，遠心時間や異常振動がないかなどを定期的に点検（確認）する（p.106, 10.1 参照）.

・検体分離用遠心機は，ロータのスイング角度が90度と大きく，試験管底の赤血球の凝集反応が観察しにくいため，凝集判定には用いない **(図1.4.3)**.

・遠心機へ検体や試験管を架設するときは，ロータの歪みが生じる危険性を防ぐため，回転軸に対して対角になるようにバランスを取るとともに，均等な間隔で配置する **(図1.4.4)**.

・凝集判定用遠心機へ試験管を架設する場合は，明記した内容が見えるように架設する **(図1.4.5)**. また，遠心機のフタは，回転が止まってから開ける.

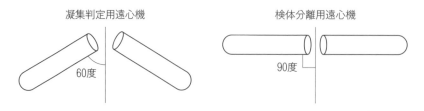

図 1.4.3　凝集判定用遠心機と検体分離用遠心機のロータスイング角度の違い

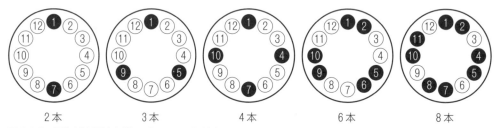

図 1.4.4　凝集判定用遠心機のバランスの取り方

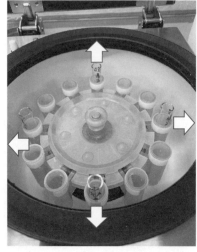

図 1.4.5　凝集判定用遠心機への試験管架
　　　　　　設方法

試験管に明記した内容が見えるように架設
する．ロータに番号が付記されている場合
には「1」から架設して均等に配置する．

4．試薬の準備

(1) ABO 血液型検査

・オモテ検査用試薬：抗 A 試薬，抗 B 試薬

・ウラ検査用試薬：3 ～ 5 ％ A₁ 赤血球試薬，3 ～ 5 ％ B 赤血球試薬（3 ～ 5 ％ O 赤血球試薬は必
　要に応じて準備する）

(2) Rh D 血液型検査

・抗 D 試薬

・Rh コントロール試薬（抗 D 試薬の添付文書に従い準備する）

（3）不規則抗体検査と交差適合試験

・スクリーニング赤血球（Di^a 抗原陽性の赤血球を含む）

・パネル赤血球

・反応増強剤：ポリエチレングリコール溶液（PEG 溶液）と低イオン強度溶液（LISS）のうち，少なくとも一種類

・酵素溶液[2]：不規則抗体同定用補助試薬として使用する．ブロメリン溶液，フィシン溶液，パパイン溶液のうち，少なくとも一種類

・抗ヒトグロブリン試薬*：多特異抗ヒトグロブリン試薬または抗 IgG 試薬（必要な場合は抗補体試薬）

・0.85～0.9％生理食塩液（または局方生理食塩液）

・リン酸緩衝生理食塩液（PBS）：分子標的治療薬（抗 CD38）投与患者の不規則抗体スクリーニングまたは同定パネル検査のための DTT 処理赤血球作製時に使用する．

・IgG 感作赤血球：間接抗グロブリン試験（IAT）の精度管理に用いる．市販試薬を用いるが，次ページの方法で作製することもできる（自家調製試薬の場合の精度管理必要）[13]．

（4）注意点

・市販試薬は，使用前に添付文書をよく読み，添付文書に従い使用する．

・自家調製試薬は，調製日や調製者，使用期限などを明記（記録）し，使用前には精度管理を行う．

・試薬の使用前には有効期限を確認する．原則，有効期限内の試薬を使用する．また，変色や溶血など性状の変化の有無を確認してから使用する．

・赤血球試薬は，使用するごとに濃度を均一化して使用する．スポイト内部の液を試薬ビンに戻し，緩やかに転倒混和，試薬ビン底部に赤血球沈渣がないことを確認し，スポイトでよく混和して濃度を均一にする **(図 1.4.6)**．

・試薬は添付文書に記載されている温度で保管する．保管する冷蔵庫は，温度管理を行う．

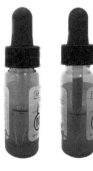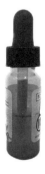

図 1.4.6 赤血球試薬のスポイト内部
スポイト内部にはほとんど液が入っていない（左），内部に赤血球浮遊液が入っている（右）

＊ 反応増強剤に PEG 溶液を用いた間接抗グロブリン試験（IAT）の場合は抗 IgG 試薬を使用する

2 ～ 5 ％ IgG 感作赤血球作製手順

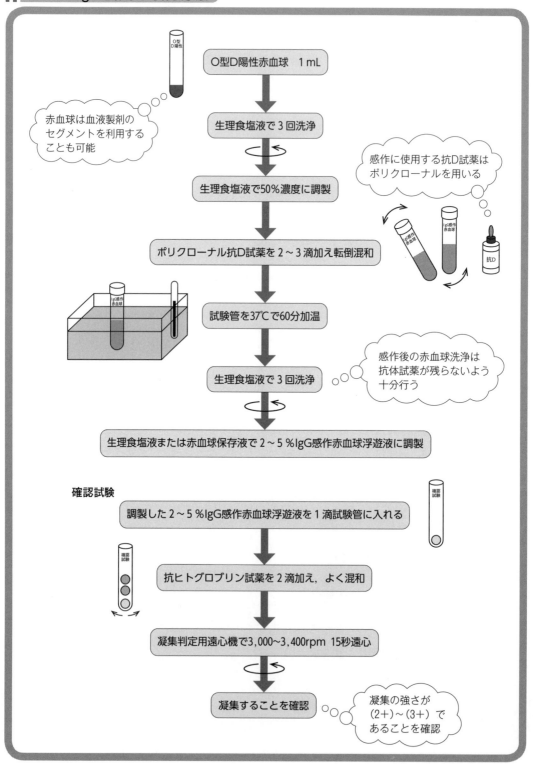

O型D陽性赤血球　1 mL

赤血球は血液製剤の
セグメントを利用する
ことも可能

生理食塩液で 3 回洗浄

感作に使用する抗D試薬は
ポリクローナルを用いる

生理食塩液で50％濃度に調製

ポリクローナル抗D試薬を 2 ～ 3 滴加え転倒混和

試験管を37℃で60分加温

感作後の赤血球洗浄は
抗体試薬が残らないよう
十分行う

生理食塩液で 3 回洗浄

生理食塩液または赤血球保存液で 2 ～ 5 ％IgG感作赤血球浮遊液に調製

確認試験

調製した 2 ～ 5 ％IgG感作赤血球浮遊液を 1 滴試験管に入れる

抗ヒトグロブリン試薬を 2 滴加え，よく混和

凝集判定用遠心機で3,000～3,400rpm 15秒遠心

凝集することを確認

凝集の強さが
(2＋)～(3＋) で
あることを確認

参考文献

1) 丸橋隆行：「3.2　ABO, RhD 血液型検査」, 輸血・移植検査技術教本　第 2 版, p.31, 日本臨床衛生検査技師会 (監修), 奥田　誠, 川畑絹代, 他 (編), 丸善出版, 2023.

2) 井手大輔, 他：輸血のための検査マニュアル Ver.1.3.2, 日本輸血・細胞治療学会 輸血検査技術講習委員会 (編), 2021. http://yuketsu.jstmct.or.jp/wp-content/uploads/2022/07/3757b362c7f7c34354513f31928b25f4.pdf

3) 山田麻里江：「4.1 カラム凝集法」, 輸血・移植検査技術教本　第 2 版, p.60-63, 日本臨床衛生検査技師会 (監修), 奥田　誠, 川畑絹代, 他 (編), 丸善出版, 2023.

4) 上村正巳：「IV章　輸血検査と精度管理」, スタンダード輸血検査テキスト　第 3 版, p.122, 認定輸血検査技師制度協議会カリキュラム委員会 (編), 医歯薬出版, 2017.

5) AD Katharine, AS Ira：Technical manual 18th edition, p.378, Mark KF, *et al.*, AABB, 2014.

6) 奥田　誠, 他：「赤血球型検査 (赤血球系検査) ガイドライン (改訂 4 版)」, 日本輸血細胞治療学会誌, 2022；68(6)：p.539-556.

7) 日髙陽子, 他：「カラム凝集法による ABO 血液型うら試験弱反応検体の解析」, 日本輸血細胞治療学会誌, 2005；51(6)：p.565-570.

8) 菅野直子, 他：「カラム凝集法による赤血球凝集反応：試験管法, ビーズ法, ゲル法の比較検討」, 医学検査, 2000；49(6)：p.951-955.

9) 安田広康, 内川　誠：「第 III 章　血液型とその検査」, 輸血学　改訂第 4 版, p.485, 前田平生, 大戸　斉, 岡崎　仁 (編), 中外医学社, 2018.

10) T Ono , *et al.*："Comparative study of two automated pre-transfusion testing systems (microplate and gel column methods) with standard tube technique", Int J Blood Transfus Immunohematol, 2017；7：p.15-25.

11) PD Issitt, DJ Anstee：Applied blood group serology, p.873-905, Montgomery Scientific Publications Durham, NC, 1998.

12) 富山隆介：「3.1 輸血検査における基本的な知識と事前準備」, 輸血・移植検査技術教本　第 2 版, p.24, 日本臨床衛生検査技師会 (監修), 奥田　誠, 川畑絹代, 他 (編), 丸善出版, 2023.

13) 日本臨床衛生検査技師会 (監修)：輸血検査の実際 改訂第 3 版, p.165, 2002.

第 2 章

ABO・RhD 血液型検査

試験管法による ABO・RhD 血液型検査の手順

　フローチャートは p.21 オモテ検査の手順，p.22 ウラ検査の手順，
p.25 RhD 血液型検査の手順参照．動画では三つの検査を同時に行っている．

2.1　試験管法による ABO 血液型検査

目　的

　ABO 血液型検査は，不適合輸血を防止するために必ず実施する重要な検査である．赤血球膜上のA 抗原，B 抗原の有無を確認するオモテ検査と，被検者血漿（血清）中の抗 A，抗 B の有無を確認するウラ検査からなり，オモテ検査とウラ検査の結果が一致してはじめて血液型を判定できる．

準備するもの

検　体	抗凝固剤入りの採血管で採血された血液
機器・機材	凝集判定用遠心機，検体分離用遠心機，試験管，スポイト
試　薬	オモテ検査用試薬：抗 A 試薬（青色に着色），抗 B 試薬（黄色に着色） ウラ検査用試薬：3 〜 5 ％ A_1 赤血球試薬，3 〜 5 ％ B 赤血球試薬，3 〜 5 ％ O 赤血球試薬* 生理食塩液

臨床的意義

　輸血を実施するうえで，ABO 血液型は同型の血液製剤を輸血することが原則である．万が一 A 型の被検者に誤って B 型赤血球製剤を輸血した場合，A 型被検者血漿（血清）中に存在する規則抗体の抗 B が B 型赤血球表面の B 抗原と結合し，補体が活性化し血管内で溶血が起こる重篤な溶血性輸血反応（HTR）を引き起こす．安全な輸血を実施するうえで ABO 血液型検査は最も重要な検査である．

＊　ウラ検査において 3 〜 5 ％ O 赤血球試薬は必須ではないが，オモテ・ウラ不一致の際に使用する．不規則抗体スクリーニングを同時に実施する際は不要である

▍▍ オモテ検査の手順

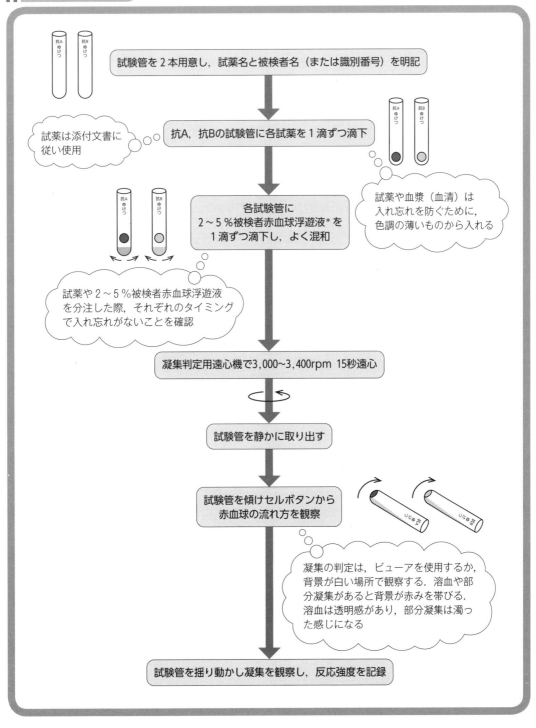

試験管を 2 本用意し，試薬名と被検者名（または識別番号）を明記

試薬は添付文書に
従い使用

抗A，抗Bの試験管に各試薬を 1 滴ずつ滴下

試薬や血漿（血清）は
入れ忘れを防ぐために，
色調の薄いものから入れる

各試験管に
2〜5％被検者赤血球浮遊液* を
1 滴ずつ滴下し，よく混和

試薬や 2〜5％被検者赤血球浮遊液
を分注した際，それぞれのタイミング
で入れ忘れがないことを確認

凝集判定用遠心機で3,000〜3,400rpm 15秒遠心

試験管を静かに取り出す

試験管を傾けセルボタンから
赤血球の流れ方を観察

凝集の判定は，ビューアを使用するか，
背景が白い場所で観察する．溶血や部
分凝集があると背景が赤みを帯びる．
溶血は透明感があり，部分凝集は濁っ
た感じになる

試験管を揺り動かし凝集を観察し，反応強度を記録

―――――――
＊ 使用する試薬メーカーによって濃度が異なるため，添付文書を確認して使用する．赤血球浮遊液は 1 回洗浄済みを用いる

ウラ検査の手順

フロー
チャート

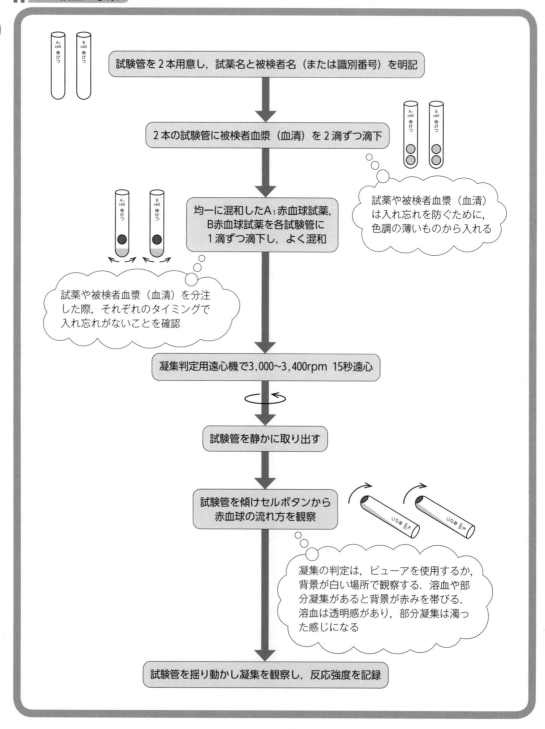

試験管を 2 本用意し，試薬名と被検者名（または識別番号）を明記

2 本の試験管に被検者血漿（血清）を 2 滴ずつ滴下

試薬や被検者血漿（血清）は入れ忘れを防ぐために，色調の薄いものから入れる

均一に混和したA_1赤血球試薬，B赤血球試薬を各試験管に 1 滴ずつ滴下し，よく混和

試薬や被検者血漿（血清）を分注した際，それぞれのタイミングで入れ忘れがないことを確認

凝集判定用遠心機で3,000～3,400rpm 15秒遠心

試験管を静かに取り出す

試験管を傾けセルボタンから赤血球の流れ方を観察

凝集の判定は，ビューアを使用するか，背景が白い場所で観察する．溶血や部分凝集があると背景が赤みを帯びる．溶血は透明感があり，部分凝集は濁った感じになる

試験管を揺り動かし凝集を観察し，反応強度を記録

結果と解釈

ABO 血液型判定表 (**表 2.1.1**) に従い判定する.

表 2.1.1 ABO 血液型判定表

オモテ検査			ウラ検査			判 定
抗 A 試薬	抗 B 試薬	結果	A₁赤血球	B 赤血球	結果	
+	0	A 型	0	+	A 型	A 型
0	+	B 型	+	0	B 型	B 型
0	0	O 型	+	+	O 型	O 型
+	+	AB 型	0	0	AB 型	AB 型

- オモテ・ウラ不一致の場合は, 判定保留としその原因を精査する. 不一致の原因が判明するまでは判定することができない. この場合の対応については p.85, 9.1 参照.
- 採血時の被検者または採血管の誤認や誤判定を防止するため, 原則として異なる時点で採血された 2 検体でそれぞれ検査を行い, 両方の結果が一致することを確認し, 血液型を判定する[1].

1. オモテ検査

- オモテ検査では通常 4＋*の場合, 陽性とする.
- 高力価の冷式自己抗体を保有する場合, オモテ検査で弱い凝集が認められ偽陽性となることがあるため, 37℃温生理食塩液で赤血球を洗浄してから検査に用いる (p.86, 9.1.1 参照).
- オモテ検査で部分凝集を認めた場合は, 亜型以外に異型輸血後や造血幹細胞移植後の可能性も考えられるため, 必ず輸血歴や移植歴を確認する.
- 部分凝集は, 初めに試験管を傾けセルボタンの流れ方を観察するタイミングで確認することができる (**図 2.1.1**). p.31, 動画も参照.

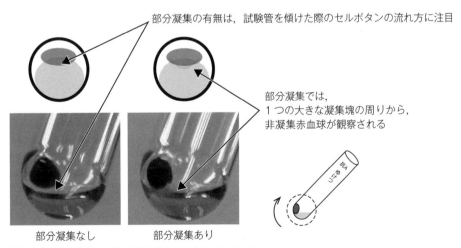

部分凝集の有無は, 試験管を傾けた際のセルボタンの流れ方に注目

部分凝集では,
1 つの大きな凝集塊の周りから,
非凝集赤血球が観察される

部分凝集なし　　　部分凝集あり

図 2.1.1 試験管法における部分凝集観察時のポイント

＊ 試薬メーカーによって基準が異なる場合があるため添付文書を参照する

2．ウラ検査

・ウラ検査の判定基準は各施設で異なる．施設の基準値よりも弱い反応の場合，室温で 5 ～10分程度反応させてから遠心することで反応が強くなることがある．

・高力価の寒冷凝集素が存在する場合は，血漿（血清）中の寒冷凝集素を O 型赤血球で吸着・除去してから検査することで影響を回避することができる（p.92，9.1.2 参照）．

・ウラ検査に血清を用いた場合，補体の活性化により溶血することがある．その場合，不活化（非働化）した血清を使用する．

・溶血は抗原抗体反応により起きた可能性があるため，その原因を追究する．

・低温反応性不規則抗体により，ウラ検査に凝集を認めオモテ・ウラ不一致となることがある．

・連銭形成が疑われる場合には，顕微鏡で凝集像を観察する．連銭形成が確認できた場合，生理食塩液置換法が有効である．詳細は p.95，9.1.2 参照．

2.2　試験管法による RhD 血液型検査

▍▍ 目　的

　RhD 血液型検査は，輸血や妊娠による不規則抗体産生を防止するために必ず実施する重要な検査である．

▍▍ 準備するもの

検　体	抗凝固剤入りの採血管で採血された血液
機器・機材	凝集判定用遠心機，試験管，スポイト
試　薬*	Rh コントロール試薬，抗 D 試薬

▍▍ 臨床的意義

　輸血を実施するうえで，RhD 血液型は同型の血液製剤を輸血することが原則である．RhD 抗原は免疫原性が高く，RhD 不適合輸血や RhD 不適合妊娠により抗 D を産生しやすい．抗 D による重篤な溶血性輸血反応（HTR）や胎児・新生児溶血性疾患（HDFN）を引き起こす可能性がある．安全な輸血を実施するうえで RhD 血液型検査は重要な検査である．

＊ D 陰性確認試験に進む際は，IgG 感作赤血球，抗ヒトグロブリン試薬，生理食塩液

RhD 血液型検査の手順

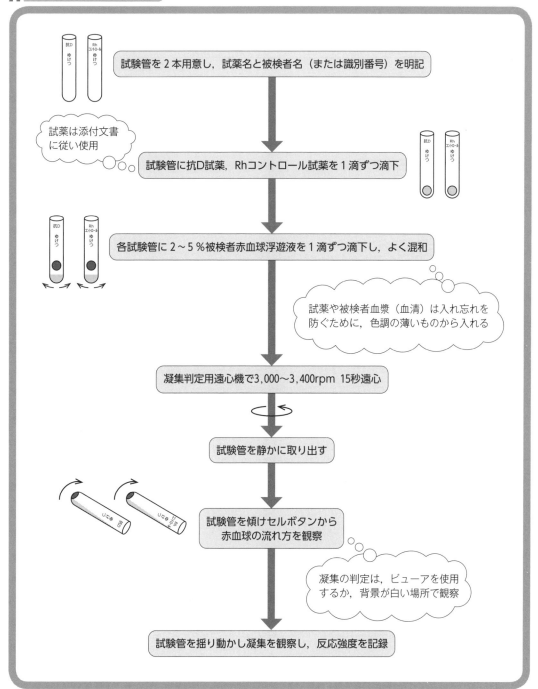

試験管を 2 本用意し, 試薬名と被検者名（または識別番号）を明記

試薬は添付文書に従い使用

試験管に抗D試薬, Rhコントロール試薬を 1 滴ずつ滴下

各試験管に 2～5 ％被検者赤血球浮遊液を 1 滴ずつ滴下し, よく混和

試薬や被検者血漿（血清）は入れ忘れを防ぐために, 色調の薄いものから入れる

凝集判定用遠心機で3,000～3,400rpm 15秒遠心

試験管を静かに取り出す

試験管を傾けセルボタンから赤血球の流れ方を観察

凝集の判定は, ビューアを使用するか, 背景が白い場所で観察

試験管を揺り動かし凝集を観察し, 反応強度を記録

結果と解釈

RhD血液型判定表（**表2.2.1**）に従い判定する.

表2.2.1 RhD血液型判定表

直後判定			D陰性確認試験		
抗D試薬	Rhコントロール試薬	判　定	抗D試薬	Rhコントロール試薬	判　定
+	0	D陽性	不　要		
0	0	判定保留*1	0	0	D陰性
			+	0	weak D
			+	+	判定保留*4
mf	0	判定保留*2			
+	+	判定保留*3			

　直後判定で抗D試薬との反応が陽性，Rhコントロール試薬との反応が陰性の場合はD陽性と判定する.

　直後判定で抗D試薬との反応が陰性，Rhコントロール試薬との反応が陰性であっても直ちにD陰性と判定してはならない. これはRhD抗原の量的，質的異常があるweak DやD抗原部分欠損のpartial Dの可能性があるためである. そのため，直後判定で抗D試薬との反応が陰性の場合は，引き続きD陰性確認試験〔間接抗グロブリン試験（IAT）〕を行いD陽性または陰性を判定する. 直後判定の反応性が試薬により異なる場合はpartial Dの可能性を考慮する[2].

＊1　判定保留となった場合，引き続きD陰性確認試験を実施する（p.126, 11.2.1参照）
＊2　判定保留となった場合，最近のRhD異型輸血の有無やRhD異型造血幹細胞移植歴など，部分凝集を起こし得る原因について情報収集する
＊3　Rhコントロール試薬が陽性となった原因を精査する
　　原因調査と対策：高力価の寒冷凝集素（IgM型抗体）による非特異反応が考えられる. この場合，採血直後から検体を37℃に保ち，37℃温生理食塩液で赤血球洗浄を行い赤血球浮遊液を調製し検査を行う. または赤血球に結合しているIgM型自己抗体をスルフヒドリル試薬〔ジチオスレイトール（DTT）〕[3]やグリシン・塩酸/EDTA試薬で処理した後，検査を実施する
＊4　Rhコントロール試薬が陽性となった原因を精査する
　　原因調査と対策：温式自己抗体（IgG型抗体）による非特異反応が考えられる. 赤血球に結合しているIgG型自己抗体をクロロキンニリン酸液やグリシン・塩酸/EDTA試薬で処理した後，検査を実施する[4]

2.3 スライド法

▋ 目的

スライド法は遠心機が使用できない環境においても実施可能であるが，オモテ検査のみでABO血液型を判定するため，現在は亜型精査などを目的とする補助的な位置づけの検査方法である．

▋ 準備するもの

検体	抗凝固剤入りの採血管で採血された血液
機器・機材	スライド板 **(図2.3.1)**，タイマー，竹串・プラスチック棒など
試薬	抗A試薬，抗B試薬，生理食塩液

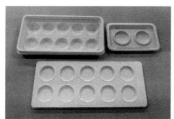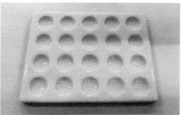

図2.3.1 プラスチックのスライド板（左）と陶器のスライド板（右）

▋ 臨床的意義

スライド法では凝集塊の大きさや凝集開始時間を観察することで，ABO亜型や血液型キメラの鑑別のための手がかりを得ることができる．

■ スライド法の手順

フロー
チャート

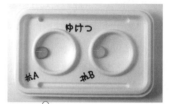

スライド板に被検者名，二つの
ホールに対して試薬名
（抗A，抗Bなど）を明記

試薬名が明記されたホールに，
試薬をそれぞれ 1 滴ずつ滴下

試薬はホールの中央では
なく，ホールの外側に近
い部分に滴下

推奨される被検者赤血球浮遊液の濃度は
試験管法用の濃度とは異なる場合が多い
ため，試薬の添付文書を確認

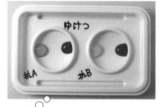

被検者赤血球浮遊液を，
二つのホールに対して
1 滴ずつ滴下

試薬と被検者赤血球
浮遊液が混ざらない
よう試薬と離れた位
置に滴下

試薬と被検者赤血球浮遊液を，
竹串・プラスチック棒などを用いて
円を描くように混和

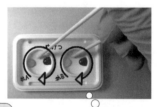

スライド板を前後左右に回転させるように
揺り動かす．緩やかな撹拌を続けながら，
混和より 2 分以内に判定

ホール内全体に広げる
ように，試薬と被検者
赤血球浮遊液をよく混
ぜる

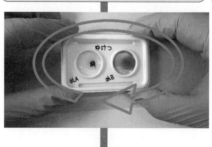

判　定

手技のポイント

試薬や被検者赤血球浮遊液の濃度により，凝集反応の見え方が異なるため，スライド法に慣れていない場合は陽性対照（例：A 亜型を疑う場合は，抗 A 試薬とウラ検査用 A_1 赤血球試薬の組み合わせ）や陰性対照を同時に検査することで，凝集反応や凝集開始時間の参考にするとよい．

検査の注意点

・ホール内の試薬と被検者赤血球浮遊液は乾燥しやすいため，反応時間（2分）を超えて判定しないこと．乾燥により微細な凝集と見誤る場合がある．
・被検者赤血球浮遊液の濃度の違いにより，凝集開始時間や凝集塊の大きさに違いを生じるため，試薬の添付文書に記載された濃度を確認する．また，亜型が疑われる場合には，通常の表現型赤血球を対照とするが，両者の赤血球濃度が同程度になるように調製し比較する．
・試験管法に比べると，血液への暴露リスクが高い方法であるため，検査の際は手指や顔への血液の飛散に注意する．

結果と解釈

スライド法の判定は，陰性・陽性・部分凝集の三択となり，試験管法のような反応強度（4＋から w＋）の判定は不要である．凝集の有無と背景の色調から判定を実施し **(表 2.3.1, 図 2.3.2)**，部分凝集が見られる場合は凝集開始時間を記録する．

表 2.3.1 スライド法の基本的な判定

凝集塊の有無	背景の色調	判 定
なし	赤血球色に濁る	－（陰性）
あり（大きな凝集塊）	クリア	＋（陽性）
あり（症例によって大きさは様々）	赤血球色に濁る	mf（部分凝集）

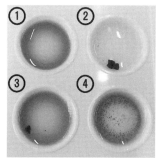

	判定のポイント	判 定
①	凝集塊が認められず，背景が赤血球色に濁っている	－（陰性）
②	大きな凝集塊を一つ認め，背景はクリアである	＋（陽性）
③	中程度の凝集塊を一つ認め，背景が赤血球色に濁っている	mf（部分凝集）（キメラ）
④	微細な凝集が多く認められ，背景が赤血球色に濁っている	mf（部分凝集）（亜型）

図 2.3.2 スライド法の判定例
血液型キメラで観察される部分凝集像は，陽性赤血球と陰性赤血球の比率によって異なってくる（上記写真は一例である）．また，亜型や抗原減弱による部分凝集の場合も抗原量によって凝集塊の大きさは様々であり，一様ではない．血液型キメラと亜型・抗原減弱を凝集像のみで見分けるのは困難であるが，凝集開始時間の違い*や凝集塊を観察することが解決の一助となる．

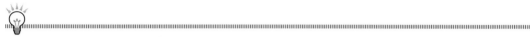

＊　凝集開始時間から得られる情報

正常な ABO 血液型に比べて

(1)　凝集開始時間が遅い：ABO 亜型や後天的な抗原減弱で見られる場合がある.

　　　亜型, 抗原減弱の場合は, 通常の ABO 血液型に比べて抗原発現量が少ないため凝集開始時間が遅延する傾向にある.

(2)　凝集開始時間が同等：ABO 血液型キメラ（O 型以外の被検者へ O 型の異型適合輸血を含む）で見られる場合がある.

　　　血液型キメラは由来の異なる 2 種類の赤血球が混在しているが, それぞれの集団の ABO 抗原発現量は通常の表現型と同レベルであるため, 凝集開始時間は同等になる（陽性（凝集）赤血球の割合が少ない場合はこの限りではない）.

2.4　試験管法とスライド法の特徴

　一般的に実施されている用手法の ABO・RhD 血液型検査には試験管法とスライド法がある. それぞれの特徴を理解し, 目的に応じた方法を選択できることが望ましい.

1．検査対象の違い

　試験管法ではオモテ検査とウラ検査を実施するが, スライド法ではオモテ検査のみの実施である. つまり, 試験管法では被検者の赤血球抗原（A 抗原や B 抗原）および被検者血漿（血清）中の抗体（抗 A や抗 B）を検査対象としているが, スライド法ではオモテ検査である赤血球抗原のみが対象となる.

2．遠心の有無

　試験管法では判定時に遠心を行うため, 抗体試薬（抗 A 試薬など）が感作した赤血球は遠心力によってより強固に結合し, 強い凝集塊を形成する. 一方, スライド法の場合, スライドを揺り動かすことにより赤血球と抗体の直接凝集反応で凝集塊が形成されるため, それほど強い凝集塊にはならない **（図 2.4.1）**.

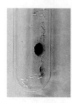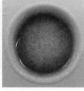

図 2.4.1　試験管法とスライド法による反応態度の違い
二つの写真は, 同じ亜型検体を試験管法（左）とスライド法（右）（反応時間 2 分）で検査したときの凝集像である. 試験管法では 3+ 程度の大きな凝集塊を認めるが, スライド法では細かな凝集塊（多くの赤血球は凝集せず背景色が赤くなり部分凝集像を呈している）のみが認められる.

３．部分凝集の見やすさ

　一般的に，スライド法は部分凝集の観察がしやすいとされているが，弱い凝集と陰性赤血球の判別が困難な場合もある．一方，亜型や後天的な抗原減弱の場合，上述のように遠心力がかかる試験管法では凝集赤血球と非凝集赤血球の見分けがつきにくい場合もあるため，注意が必要である．

４．判定時間の差

　試験管法は遠心直後の赤血球（セルボタン）について観察を行う，つまり判定は遠心後の“1時点”で行う．それに対しスライド法では，試薬と赤血球の混和から判定まで“2分間の時間のなか”で行われる．つまり，スライド法ではこの2分間のなかで，凝集開始時間の評価が可能であり，これは試験管法では知り得ない情報である．ABO亜型や後天的な抗原減弱，血液型キメラなどの症例においては，スライド法での凝集開始時間の観察が血液型判定に有用な場合がある．

　試験管法における部分凝集反応と弱陽性反応の違いを左の2次元コードから，血液型キメラ検体（それぞれ凝集赤血球の割合が異なる）での部分凝集像の違いを真ん中の2次元コードから，血液型キメラとABO亜型における凝集の違いの例を右の2次元コードから，それぞれ動画でみることができる．

試験管法での 部分凝集（mf）	スライド法での 部分凝集1	スライド法での 部分凝集2
▶ [QR]	▶ [QR]	▶ [QR]

参考文献

1) 厚生労働省医薬・生活衛生局血液対策課：「輸血療法の実施に関する指針」，平成17年9月（令2年3月一部改正）．https://www.mhlw.go.jp/content/11127000/000619338.pdf
2) 奥田　誠，高橋智哉，友田　豊，他：「今日から役立つ輸血検査業務ハンドブック」，Medical Technology，2011；39(13)．
3) 日本輸血・細胞治療学会　輸血検査技術講習委員会：「多発性骨髄腫治療薬（抗CD38）による偽陽性反応への対処法（一部改定版）」，2017．http://yuketsu.jstmct.or.jp/wp-content/uploads/2017/11/158dcb8f65fabdf76c2cdde9d008daee.pdf
4) 奥田　誠，川畑絹代，他（編）：輸血・移植検査技術教本　第2版，日本臨床衛生検査技師会（監修），丸善出版，2023．

第 3 章

不規則抗体検査

3.1　不規則抗体スクリーニング

■ 目 的

　ABO 血液型における抗 A，抗 B のような規則抗体に対し，ABO 血液型以外の血液型抗原に対する抗体を不規則抗体という．不規則抗体スクリーニングでは，その結果から陰性か陽性かを判断し，臨床的意義のある不規則抗体検出の前段階として，被検者血漿（血清）中の不規則抗体の有無を確認する．

■ 準備するもの

　以下に試験管法による不規則抗体スクリーニングについて記す．

検　体	抗凝固剤入りの採血管で採血された血液
機器・機材	凝集判定用遠心機，血球洗浄遠心機，検体分離用遠心機，恒温槽，試験管，スポイト，洗浄ビン，タイマー
試　薬	抗ヒトグロブリン試薬，スクリーニング赤血球，生理食塩液，反応増強剤（PEG 溶液または LISS），IgG 感作赤血球

■ 臨床的意義[1, 2]

　不規則抗体スクリーニングは，被検者血漿（血清）と赤血球製剤間で行われる交差適合試験に比べ，検出感度および信頼性の点で優れている．赤血球抗原はヘテロ接合体に比べ，ホモ接合体の方が強く反応する（量的効果）ことがわかっている（p.42，3.2.3 参照）．そのため，スクリーニング赤血球は，主な臨床的意義のある抗原についてはホモ接合体で構成されている．一方，交差適合試験は，赤血球製剤の抗原がヘテロ接合体の場合があり，臨床的意義のある低力価の抗体を検出できないことがあるため，不適合を検出する方法として最適とはいえない．不適合輸血による溶血性輸血反応（HTR）を回避するために，可能な限り不規則抗体スクリーニングは交差適合試験に先立って実施すべきである．

不規則抗体スクリーニングの手順

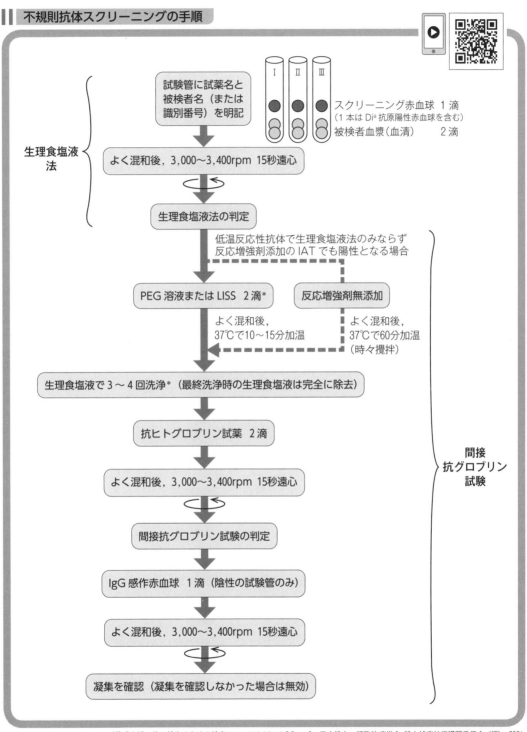

生理食塩液法

試験管に試薬名と
被検者名（または
識別番号）を明記

スクリーニング赤血球 1 滴
（1 本は Diᵃ 抗原陽性赤血球を含む）
被検者血漿（血清）　　2 滴

よく混和後，3,000～3,400rpm 15秒遠心

生理食塩液法の判定

低温反応性抗体で生理食塩液法のみならず
反応増強剤添加の IAT でも陽性となる場合

PEG 溶液または LISS　2 滴*

反応増強剤無添加

よく混和後，
37℃で10～15分加温

よく混和後，
37℃で60分加温
（時々撹拌）

生理食塩液で 3 ～ 4 回洗浄*（最終洗浄時の生理食塩液は完全に除去）

抗ヒトグロブリン試薬　2 滴

よく混和後，3,000～3,400rpm 15秒遠心

間接抗グロブリン試験の判定

IgG 感作赤血球　1 滴（陰性の試験管のみ）

よく混和後，3,000～3,400rpm 15秒遠心

凝集を確認（凝集を確認しなかった場合は無効）

間接
抗グロブリン
試験

〔井手大輔, 他：輸血のための検査マニュアル Ver.1.3.2, p.6, 日本輸血・細胞治療学会 輸血検査技術講習委員会（編）, 2021.
http://yuketsu.jstmct.or.jp/wp-content/uploads/2022/07/3757b362c7f7c34354513f31928b25f4.pdf より作成〕

＊ 試薬の添付文書に従う

▋▋ 手技のポイント[1]

・臨床的意義のある IgG 型抗体を検出する間接抗グロブリン試験（IAT）は，不規則抗体スクリーニングに必須であり，反応増強剤としてポリエチレングリコール溶液（polyethylene glycol solution；PEG 溶液）や低イオン強度溶液（low-ionic-strength solution；LISS）を用いる．反応時間を10～15分に短縮し，検出感度を上げることができる．

・試験管法では，IgG 感作赤血球を用い，抗ヒトグロブリン試薬の反応性とともに，赤血球の洗浄効果を必ず確認する．

・不規則抗体スクリーニングでは自己対照あるいは直接抗グロブリン試験（DAT）を含める必要はない．

▋▋ 検査の注意点[1, 3, 4]

　臨床的意義のある37℃反応性同種抗体を検出するため，不規則抗体スクリーニングでは必ず IAT を実施する．IAT は単独で用いることができるが，以下の条件を考慮する必要がある．

・定めた手順に従ったとき，既知の臨床的意義のある抗体が検出されることを定期的に確認する．

・使用するスクリーニング赤血球は，使用期限内であることを確認し，その記録を保管する必要がある．

・高感度な方法（反応増強剤を加えた試験管法，カラム凝集法，固相マイクロプレート法など）を用いて IAT を実施する．

・PEG 溶液は抗体検出感度が高いが，補体成分を原因とした偽陽性反応を呈することがあるため，抗ヒトグロブリン試薬は抗 IgG 試薬を用いる．

　酵素法，アルブミン法，生理食塩液法（Sal 法）は，不規則抗体を検出する際に有効な場合があるが，不規則抗体スクリーニングで実施する意義は低い．不規則抗体スクリーニングにおいて，これらの方法を単独で用いてはならない．

　異常γグロブリンを有する多発性骨髄腫や高γグロブリン血症患者などの血漿（血清）蛋白濃度が高い検体は，PEG 溶液を加えると白濁が生じやすく，洗浄時に試験管底にゲル状の蛋白沈殿物が形成されることがある．洗浄不良で沈殿物中に残存する多量の IgG 型抗体によって，添加した抗 IgG 試薬が中和，消費され偽陰性となるため，陰性を呈した場合は IgG 感作赤血球を添加し，凝集することを確認する必要がある．

　不規則抗体スクリーニング検体は，過去 3 か月以内に輸血歴あるいは妊娠歴のある被検者において，輸血日を含む 3 日以内を目安に提出する必要がある．一方，輸血歴や妊娠歴のない被検者では，輸血日を含む 7 日以内に採取され，4 ℃で保管したものであれば使用することができる．

　生後間もない児では採血できる量が極めて少なく，また免疫応答能も低い．このことから，母親の血漿（血清）を用いた不規則抗体スクリーニングで，児への移行抗体（同種抗体）の有無を確認することができる．児への移行抗体（同種抗体）の存在を否定することができれば，以降，生後 4 か月になるまでの間（生後 4 か月未満）の不規則抗体スクリーニングは省略できる．

結果と解釈[5]

　不規則抗体スクリーニングは臨床的意義のある抗体を検出することが目的である．そのため臨床的意義のない低温反応性抗体を検出しやすいSal法を省略してもよいという考えがあるが，一方で，反応増強剤を用いたIATでは，低温反応性抗体の影響により陽性を呈することがあるため，あらかじめSal法でその有無を確認しておくことが，引き続き実施するIATの結果解釈に有用となることもある．低温反応性抗体によってSal法のみならず反応増強剤を加えたIATでも陽性となる場合は，反応増強剤無添加のIAT（37℃で60分反応）を行うことによりその影響を回避することができる（**表3.1.1**）．

表3.1.1　反応増強剤無添加のIAT（37℃で60分反応）による低温反応性抗体の影響の回避例

Cell No.	Rh-hr D	C	E	c	e	KELL K	k	DUFFY Fyᵃ	Fyᵇ	KIDD Jkᵃ	Jkᵇ	LEWIS Leᵃ	Leᵇ	MNS S	s	M	N	Speccial Antigen Typing	Sal	PEG IAT	IgG感作赤血球	37℃60分IAT
1	+	+	0	0	+	0	+	0	+	+	+	0	+	0	+	+	+	Di(a+)	2+	0	+	0
2	+	0	+	+	0	+	+	+	+	+	0	+	0	+	+	+	0		4+	1+		0
3	0	0	0	+	+	0	+	+	0	0	0	+	+	+	0	+	0		4+	1+		0

　不規則抗体スクリーニングにおいて，スクリーニング赤血球との反応が陽性の場合，被検者が不規則抗体を保有している可能性がある．IATの反応が陰性を呈したスクリーニング赤血球をもとに消去法（p.42, 3.2.3参照）を行い，「否定できない抗体」を推定する．Diᵃ抗原陽性赤血球が陽性を呈する場合は，抗Diᵃを「否定できない抗体」として常に考慮する．引き続き抗体同定検査も実施する（**図3.1.1**）．

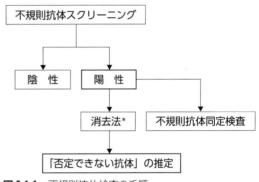

図3.1.1　不規則抗体検査の手順
＊　消去法は間接抗グロブリン試験相のみで行う

3.2　抗体同定検査

3.2.1　生理食塩液法・間接抗グロブリン試験による抗体同定検査

目的

　不規則抗体スクリーニングの結果より，陽性となった方法でパネル赤血球を用いて不規則抗体を同定する．生理食塩液法（Sal法）でIgM型抗体，間接抗グロブリン試験（IAT）でIgG型抗体が同定される．臨床的意義のあるIgG型抗体を同定するためには，その感度と信頼性からIATが必須となる．

準備するもの

　パネル赤血球を用いる．その他の検体，機器・機材，試薬は，不規則抗体スクリーニング実施時
と同じものを用いる．

臨床的意義

　p.32，3.1 に記載のとおり．

不規則抗体同定検査の手順

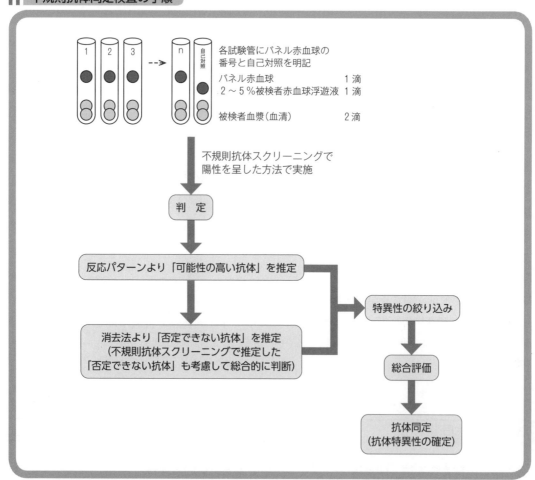

手技のポイント

・不規則抗体同定検査では自己対照を同時に検査する．
・対応する赤血球抗原陽性のパネル赤血球2〜3種との反応が陽性，対応する赤血球抗原陰性の
　パネル赤血球2〜3種との反応が陰性となることで，確率統計上抗体の特異性が決定される．

▌ 検査の注意点[1]

通常，パネル赤血球には Di^a 抗原は含まれていないため，抗 Di^a の見落としがないように注意する．
複数の抗体が混在する場合，一種類のパネル赤血球では混在する抗体を容易に同定できないことがある．このため，別のパネル赤血球や臨床的意義のある抗原に対する抗体試薬を用意しておくことが望ましい．これにより混在する抗体や，新たに産生される可能性のある抗体を確認しやすくなる．

▌ 結果と解釈[1, 3, 6]

抗体同定には自己対照を置く．自己対照が陽性の場合，自己抗体の存在が推測されるため，自己抗体を吸着・除去（p.96，9.2 参照）した後に混在する同種抗体の有無とその特異性を確認する．

自己対照が陰性の場合，同種抗体のみの存在が推測されるため，IAT のパネル赤血球との反応パターンより「可能性の高い抗体」と「否定できない抗体」の推定を行う．「可能性の高い抗体」とは，陽性反応を呈したパネル赤血球において，(1) 反応パターンが，抗原表のいずれか一つの特異性と完全一致する抗体（単一抗体）**(表 3.2.1)**，(2) 異なる検出法（Sal 法，IAT など）で得られた反応パターンが，抗原表の特異性とそれぞれ完全に一致する抗体（複数抗体）**(表 3.2.2)** とする．

表 3.2.1 反応パターンが，抗原表のいずれか一つの特異性と完全に一致する抗体（単一抗体）

Cell No.	Rh-hr					KELL		DUFFY		KIDD		LEWIS		MNS				P	Test Results		
	D	C	E	c	e	K	k	Fy^a	Fy^b	Jk^a	Jk^b	Le^a	Le^b	S	s	M	N	P$_1$	Sal	IAT	IgG 感作赤血球
1	0	0	+	+	+	0	+	+	0	+	0	+	0	0	+	0	+	+	0	0	+
2	0	0	0	+	+	0	+	0	+	0	+	0	+	+	0	+	+	+		2+	
3	+	0	+	+	+	0	+	+	+	0	+	+	0	0	+	+	+	0		2+	
4	+	0	+	+	+	+	0	0	+	0	0	0	+	+	+	+	+	0	0	0	+
5	+	+	0	0	+	+	+	+	0	+	+	0	+	+	0	+	0	0		1+	
6	+	+	+	0	+	0	+	+	0	0	+	+	0	+	0	+	0	0		2+	
Auto																			0	0	+

表 3.2.2 異なる検出法（Sal 法，IAT など）で得られた反応パターンが，抗原表の特異性とそれぞれ完全に一致する抗体（複数抗体）

Cell No.	Rh-hr					KELL		DUFFY		KIDD		LEWIS		MNS				P	Test Results		
	D	C	E	c	e	K	k	Fy^a	Fy^b	Jk^a	Jk^b	Le^a	Le^b	S	s	M	N	P$_1$	Sal	IAT	IgG 感作赤血球
1	0	0	+	+	+	0	+	+	0	+	0	+	0	0	+	0	+	+	2+	1+	
2	0	0	0	+	+	0	+	0	+	0	+	0	+	+	0	+	+	+	0	0	+
3	+	0	+	+	+	0	+	+	+	0	+	+	0	0	+	+	+	0	2+	2+	
4	+	0	+	+	+	+	0	0	+	0	0	0	+	+	+	+	+	0		2+	
5	+	+	0	0	+	+	+	+	0	+	+	0	+	+	0	+	0	0	0	0	+
6	+	+	+	0	+	0	+	+	0	0	+	0	+	+	0	+	0	0		1+	
Auto																			0	0	+

「否定できない抗体」とは，IAT で陰性を呈したパネル赤血球において，量的効果を考慮して消去法を行い，抗原表上，消去されずに残ったすべての抗原に対する特異性をもつ抗体とする．ただし当面の輸血ではまれな特異性（低頻度抗原に対する抗体など）については考慮しなくてもよい．

　さらに以下の抗体特異性の絞り込みを行う.

（1）被検者情報（輸血歴・妊娠歴・抗体保有歴・投薬歴など）の確認

　抗体産生の可能性と薬剤による影響を確認する.

（2）被検者赤血球の抗原検査（p.47, 3.2.5参照）

　被検者が保有する抗原に対して同種抗体は産生されないことから, 検出された抗体に対応する被検者赤血球上の当該抗原は陰性となる.

（3）追加パネル赤血球との反応

　推定される複数の特異性に対し, 抗原を一つのみもつパネル赤血球との反応性を確認する. その際, 量的効果が認められる抗原については, ホモ接合体のパネル赤血球を選択する. たとえば複数抗体として抗E, 抗Fy^b, 抗Sの可能性がある場合, ①E+e−, Fy(b−), S−, ②E−, Fy(a−b+), S−, ③E−, Fy(b−)S+s−のパネル赤血球との反応性をもとに特異性を判別する.

（4）検体の増量

　低力価の抗体は反応が弱く, パネル赤血球と一致する反応パターンとして検出できないことがあるため, 検体量が十分あれば2滴から4滴へ増量, 反応増強剤も検体量に合わせて増量し, IATを実施する.

（5）酵素法の併用（p.40, 3.2.2参照）

　Rh抗原に対する抗体と酵素感受性のある抗原（Duffy, MNSなど）に対する抗体が混在し, IATにおける反応パターンを複雑にしている場合, 酵素法では反応パターンがRh抗原に対する抗体のみに単純化される（**表3.2.3**）.

表3.2.3　酵素法併用の抗体同定検査

Cell No.	Rh-hr					KELL		DUFFY		KIDD		LEWIS		MNS				P	Test Results			
	D	C	E	c	e	K	k	Fy^a	Fy^b	Jk^a	Jk^b	Le^a	Le^b	S	s	M	N	P_1	Sal	IAT	IgG感作赤血球	ENZ
1	0	0	+	+	+	0	+	+	0	+	0	+	0	0	+	0	+	+	0	1+		1+
2	0	0	0	+	+	0	+	0	+	0	+	0	+	+	0	+	+	+	0	2+		0
3	+	0	+	+	0	0	+	+	+	0	+	+	0	0	+	+	0	0	0	3+		2+
4	+	0	+	+	0	+	0	0	+	+	0	0	+	+	+	+	+	+	0	4+		2+
5	+	+	0	0	+	+	+	+	0	+	0	0	+	0	+	0	0	0	0	0	0	0
6	+	+	+	0	+	0	+	+	0	+	0	0	+	+	0	+	0	+	0	1+		1+
Auto																			0	0	0	0

抗Eと抗Fy^bによりIATの反応パターンが複雑化したが, 酵素法により単純化し, 抗Eのみの反応パターンとなった

（6）抗体の中和

　Lewis, P1, Iなどの抗原に対する抗体が混在すると, 臨床的意義のある抗体の反応を隠蔽してしまうことがあるため, これらの可溶性抗原や吸着抗原を用いてそれぞれの抗体を中和または除去することにより, 隠蔽されることなく特異性を明らかにできる.

(7) 吸着解離試験

複数抗体の可能性がある場合，そのうちすでに特異性が同定されている抗体を，対応抗原陽性の赤血球で吸着することにより，遠心後に上清に存在する残りの抗体の特異性を判別することができる．

(8) 酵素または化学処理した赤血球との反応性

血液型抗原は分子構造の違いによって，蛋白分解酵素，スルフヒドリル試薬，酸性溶液などによる処理で，抗原性が変性する．処理後のパネル赤血球と被検者血漿（血清）を反応させることにより，主な高頻度抗原に対する抗体を鑑別することができる．

(9) 統計学的評価（p.44，3.2.4 参照）

Fisher 確率計算法により算出された p 値が0.05未満であれば，帰無仮説（パネル赤血球の抗原陽性，抗原陰性と IAT の陽性，陰性の反応に関係性はない）が棄却され，同定された抗体が統計学的に正しいことが確認される．Fisher 確率計算法ほど厳密ではないが，Harris & Hochman 法，Kanter 法などの方法もある．

臨床的意義のある抗体を有する被検者，過去に臨床的意義のある抗体の保有歴がある被検者には，抗原陰性血を選択する．**表 3.2.4** に抗体の特異性，臨床的意義，血液製剤の選択について示す．

表 3.2.4 不規則抗体の特異性と臨床的意義

抗体の特異性	臨床的意義	血液製剤（赤血球製剤）の選択
Rh	あり	抗原陰性
Duffy	あり	抗原陰性
Kidd	あり	抗原陰性
Diego	あり	抗原陰性
S, s	あり	抗原陰性
M, Le^a（IAT*陽性）	あり	抗原陰性
M, Le^a（IAT*陰性）	なし	選択の必要なし
P1, N, Le^b	なし	選択の必要なし
Xg^a	なし	選択の必要なし
高頻度抗原に対する抗体		
Jr^a	あり	抗原陰性が望ましい
JMH, Knops, Cost, Chido/Rodgers, KANNO	なし	選択の必要なし
その他高頻度または低頻度抗原に対する抗体	特異性，症例により異なる	輸血認定医，認定輸血検査技師または専門機関に相談

＊ 反応増強剤無添加の IAT（37℃で60分）

〔奥田 誠，他：「赤血球型検査（赤血球系検査）ガイドライン（改訂4版）」，日本輸血細胞治療学会誌，2022：68（6）：p.544より作成〕

3.2.2　酵素法

▌▌目　的[5]

酵素法は Rh 抗原に対する抗体を感度よく検出できる利点があり，間接抗グロブリン試験（IAT）が陽性化する前にこれらの初期抗体（IgM 型抗体）や低力価の抗体（IgG 型抗体）をしばしば検出する．

また Duffy，MNS，Xg^a，JMH，Chido/Rodgers などの血液型抗原は，蛋白分解酵素で処理すると変性または破壊される．これら血液型抗原に対する抗体を含む複数抗体により IAT の反応パターンが複雑化している場合には，酵素法を併用することにより反応を単純化できる．酵素法は抗体同定の補助的手段として効果的に活用することができる．

▌▌準備するもの

以下に試験管法による酵素法について記す．

検　体	抗凝固剤入りの採血管で採血された血液
機器・機材	凝集判定用遠心機，検体分離用遠心機，恒温槽，試験管，スポイト，洗浄ビン，タイマー
試　薬	酵素試薬（ブロメリン溶液，パパイン溶液など），生理食塩液，パネル赤血球

▌▌臨床的意義[4]

Rh など臨床的意義のある一部の抗体の検出には優れているが，酵素法のみで検出される抗体は臨床的意義が低いと考えられている．一方，一次または二次免疫応答にかかわらず，Rh 抗原に免疫された初期に出現する抗体を感度よく検出できることから，頻回輸血患者では酵素法の有用性を認める意見もある．

酵素法の手順

1. ブロメリン一段法[1]

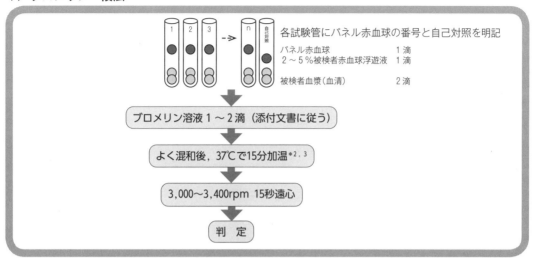

各試験管にパネル赤血球の番号と自己対照を明記

パネル赤血球　　　　　　　　　　　1滴
2〜5%被検者赤血球浮遊液　　　　1滴

被検者血漿（血清）　　　　　　　　2滴

ブロメリン溶液1〜2滴（添付文書に従う）

よく混和後，37℃で15分加温[2,3]

3,000〜3,400rpm　15秒遠心

判　定

2. ブロメリン二段法

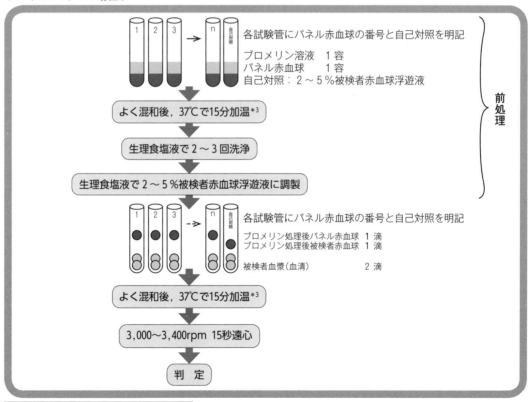

各試験管にパネル赤血球の番号と自己対照を明記

ブロメリン溶液　　1容
パネル赤血球　　　1容
自己対照：2〜5%被検者赤血球浮遊液

よく混和後，37℃で15分加温[3]

生理食塩液で2〜3回洗浄

生理食塩液で2〜5%被検者赤血球浮遊液に調製

前処理

各試験管にパネル赤血球の番号と自己対照を明記

ブロメリン処理後パネル赤血球　1滴
ブロメリン処理後被検者赤血球　1滴

被検者血漿（血清）　　　　　　　2滴

よく混和後，37℃で15分加温[3]

3,000〜3,400rpm　15秒遠心

判　定

＊1　一段法は簡便なため多く用いられているが，二段法の方が感度が高く，インヒビターの影響を受けない，一段法に比較し，非特異反応が少ないなどの点で優れている
＊2　一段法では，反応時間が長すぎると酵素活性が下がり，抗体の検出感度が低下するため，反応時間を厳守する
＊3　赤血球表面のシアル酸の除去により，冷式抗体（とくに抗I自己抗体）が結合しやすいため，反応温度の低下に注意する

▌▌ 検査の注意点[7]

　Duffy，MNS，Xg[a]，JMH，Chido/Rodgers などの血液型抗原は，蛋白分解酵素であるブロメリン溶液で処理すると変性または破壊される．したがって，これら抗原に対する抗体はたとえ存在していても酵素法ではほとんど検出できない．

　非特異反応の場合，すべてのパネル赤血球と自己対照に同じ強さの凝集が見られるが，酵素法以外の方法では凝集が見られず，直接抗グロブリン試験（DAT）も陰性である．

▌▌ ▨ 結果と解釈 ▨

　ブロメリン一段法または二段法のパネル赤血球との反応が陽性の場合，蛋白分解酵素で破壊または変性されない抗体の存在が疑われる．その際，自己対照は陰性である．自己対照が陽性でパネル赤血球も同様の反応強度で凝集が認められる場合は，非特異反応が疑われる．酵素法では消去法は用いない．

3.2.3　消去法

▌▌ 目　的

　被検者が保有する不規則抗体の特異性を推定する手段の一つである．抗体同定をスムーズに行うことは最終的に適切な血液製剤の選択につながる．

量的効果について

　血液型はメンデル遺伝に従い，両親から一つずつ遺伝子を受け継ぎ，その遺伝子型によって赤血球膜上に抗原が発現する．遺伝子がホモ接合体，ヘテロ接合体となる場合があり，赤血球上に発現する血液型抗原の量は，ヘテロ接合体の個体に比べてホモ接合体の個体の方が多くなる**（図3.2.1）**．したがって同じ抗体価（反応の強さ）の抗体であっても，ホモ接合体の赤血球の方が赤血球の凝集反応が強くなる傾向にある．

(1) 量的効果を考慮する必要がある血液型抗原
　　C/c, E/e, M/N, S/s, Fy[a]/Fy[b], Jk[a]/Jk[b]

(2) 量的効果を考慮する必要がない血液型抗原
　　D, Le[a], Le[b], P1, Xg[a]
　　K, Di[a]（量的効果が明瞭でない，ホモ接合体のパネル赤血球の入手が難しいなどの理由による[3]）

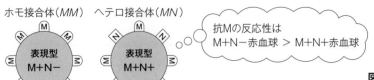

図 3.2.1　量的効果のイメージ
Ⓜ：M 抗原，Ⓝ：N 抗原

消去法の手順

フローチャート

間接抗グロブリン試験（IAT）を含む方法で，不規則抗体スクリーニング・抗体同定検査を実施

↓

IATで陰性反応を呈したパネル赤血球に着目し，消去法を実施

不規則抗体スクリーニング*1

Cell No.	Rh-hr					KELL		DUFFY		KIDD		LEWIS		MNS				Special Antigen Typing	IAT
	D	C	E	c	e	K	k	Fya	Fyb	Jka	Jkb	Lea	Leb	S	s	M	N		
1	+	+	0	0	+	0	+	+	+	+	0	0	+	+	+	0	+	Di(a+)	0
2	+	0	+	+	0	+	+	+	0	+	+	0	0	+	0	+	+		3+
3	0	0	0	+	+	0	+	0	+	0	+	+	0	0	+	+	0		0

→ IATの結果が陰性のパネル赤血球を対象に消去法を行う

↓（左）対象の抗原に「✕」を記入
☞ 量的効果のあるホモ接合体の抗原
☞ 量的効果を考慮しなくてよい抗原

↓（右）対象の抗原に「／」を記入
☞ 量的効果のあるヘテロ接合体の抗原

💭 Diᵃ抗原は量的効果を考慮する必要がないため「×」を記入

Cell No.	Rh-hr					KELL		DUFFY		KIDD		LEWIS		MNS				Special Antigen Typing	IAT
	D	C	E	c	e	K	k	Fya	Fyb	Jka	Jkb	Lea	Leb	S	s	M	N		
1	+	+	0	0	+	0	+	+	+	+	0	0	+	+	+	0	+	Di(a+)	0

（記入）✕ ✕ ✕ ↑ ✕ ／ ／ ✕ ✕ ／ ／ ↑ ✕

↓

すべてのパネル赤血球に対して「✕」「／」の記入が終了した後
一つでも「✕」を記入した抗原については抗体表上部の抗原名にも「✕」を記入

💭 「否定できない抗体」は抗E，抗K，抗Fyᵃ，抗S

Cell No.	Rh-hr					KELL		DUFFY		KIDD		LEWIS		MNS				Special Antigen Typing	IAT
	D̸	C̸	E	c	e̸	K	k̸	Fya	Fyb	Jka̸	Jkb	Lea	Leb	S	s̸	M	N̸		
1	✕	✕	0	0	✕	0	✕	+	+	✕	0	0	✕	+	✕	0	✕	Di(a+)	0
2	+	0	+	+	0	+	+	+	0	+	+	0	0	+	0	+	+		3+
3	0	0	0	+	0	0	✕	0	+	0	✕	0	0	✕	✕	0			0

↓

抗体同定検査の反応パターンより「可能性の高い抗体」を推定

↓

抗体同定検査の結果に対し消去法を実施

💭 反応パターンはE抗原と一致

抗体同定検査

Cell No.	Rh-hr					KELL		DUFFY		KIDD		LEWIS		MNS				Special Antigen Typing	IAT
	D	C	E	c	e	K	k	Fya	Fyb	Jka	Jkb	Lea	Leb	S	s	M	N		
1	✕	✕	0	0	✕	✕	✕	+	0	✕	0	✕	0	✕	+	0	✕		0
2	+	0	+	+	0	0	+	+	0	+	+	+	0	+	+	+	+		3+
3	✕	0	0	✕	✕	0	✕	+	✕	0	✕	0	0	✕	+	0	✕		0
4	0	✕	0	+	+	0	✕	0	0	0	✕	0	+	✕	+	✕	0		0
5	0	0	+	+	0	0	+	+	0	+	0	0	+	0	+	0	+		2+
6	0	0	0	✕	✕	✕	✕	0	+	+	0	0	0	✕	+	0	✕		0
Auto																			0

💭 抗Eが「可能性の高い抗体」として推定される．抗Jkᵃ，抗Sは「否定できない抗体」となる*2

💭 K抗原は量的効果を考慮する必要がないため「×」を記入

「否定できない抗体」を整理し，追加試験を行うことで抗体の有無を確認

↓

すべての検査結果および被検者情報から総合的に評価し不規則抗体を同定

---

*1 不規則抗体スクリーニングでは，消去法により「否定できない抗体」の推定を行う
*2 抗Jkᵃは不規則抗体スクリーニングの結果から否定されているため，最終的には「否定できない抗体」から除外される

検査の注意点

・可能性の高い抗体，否定できない抗体の推定は抗体同定のプロセスであり，同定された抗体ではない．

・可能性の高い抗体と臨床的意義のある抗体は別である．

・消去法は抗体の推定に便利な方法であるが，消去法によって特異性の推定が難しくなる場合もあるので注意が必要である．代表的な例では，P1 や Lewis 抗原は発現量に個体差があるため，低力価（反応が弱い）の抗 P1 や抗 Lewis では抗原表どおりの反応パターンを示さないことが知られている[8]．

3.2.4　確率計算による統計学的評価

目 的

抗体同定検査で得られた抗体の特異性が偽陽性や偽陰性反応によって偶発的に起きた可能性はゼロではない．そこで，統計学的評価を行い得られた特異性が真の特異性であることを証明する必要がある．

> 階乗とは「1 からある正の整数までの積」である．
> たとえば 5 の階乗は　1×2×3×4×5＝120 となる．0 の階乗は 1 と計算する．

手 順

表 3.2.5 を見て可能性の高い抗体と否定できない抗体を推定せよ．

表 3.2.5　同定検査症例

Cell No.	Rh					KELL		DUFFY		KIDD		LEWIS		MNS				P	Speccial Antigen Typing	Test Results		
	D	C	E	c	e	K	k	Fyᵃ	Fyᵇ	Jkᵃ	Jkᵇ	Leᵃ	Leᵇ	M	N	S	s	P1		Sal	IAT	IgG 感作赤血球
1	✱	✱	0	0	✱	✱	✱	0	✱	0	✱	0	✱	✱	✱	✱	✱	✱		0	0	+
2	+	0	+	+	0	+	+	+	0	+	+	+	0	+	0	+	0	+		0	2+	NT
3	+	0	+	+	0	0	0	0	+	0	+	+	+	+	+	+	+	+	Di(a+)	0	2+	NT
4	✱	0	0	✱	✱	✱	✱	0	✱	0	✱	0	✱	0	✱	0	✱	✱		0	0	+
5	0	0	0	✱	✱	0	✱	✱	0	✱	0	+	0	✱	0	✱	0	✱		0	0	+
6	✱	0	0	✱	✱	0	✱	0	✱	0	✱	0	✱	✱	✱	✱	✱	✱		0	0	+
7	+	0	0	+	+	0	+	+	+	+	0	+	+	0	+	+	+	0		0	2+	NT
Auto																				0	0	+

表 3.2.5 の結果から抗原表と反応パターンが一致する可能性の高い抗体は抗 E，消去法で残る否定できない抗体は抗 Diᵃ となる．

この抗 E について確率計算を行う．

（1）得られた反応結果を**表 3.2.6** に当てはめる.

表 3.2.6 反応結果の数

反応結果	パネル赤血球		
	抗原陽性（＋）	抗原陰性（－）	計
陽　性	A	B	A+B
陰　性	C	D	C+D
計	A+C	B+D	N

A：抗原陽性赤血球に認められた陽性反応の数
B：抗原陰性赤血球に認められた陽性反応の数
C：抗原陽性赤血球に認められた陰性反応の数
D：抗原陰性赤血球に認められた陰性反応の数
N：パネル赤血球の総数

（2）表中の各項目の値を Fisher の確率計算式に代入する.

$$p = \frac{(A+B)! \times (C+D)! \times (A+C)! \times (B+D)!}{N! \times A! \times B! \times C! \times D!}$$

（3）$p < 0.05$ であれば抗 E の可能性が高いといえる.

実際に計算した式を示す.

表 3.2.7 （1）抗 E

反応結果	パネル赤血球		
	抗原陽性（＋）	抗原陰性（－）	計
陽　性	3	0	3
陰　性	0	4	4
計	3	4	7

（2）

$$p = \frac{(3+0)! \times (0+4)! \times (3+0)! \times (0+4)!}{7! \times 3! \times 0! \times 0! \times 4!}$$

$$= \frac{3! \times 4! \times 3! \times 4!}{7! \times 3! \times 0! \times 0! \times 4!}$$

$$= \frac{3! \times 4!}{7! \times 0! \times 0!}$$

$$= \frac{(1 \times 2 \times 3) \times (1 \times 2 \times 3 \times 4)}{(1 \times 2 \times 3 \times 4 \times 5 \times 6 \times 7) \times 1 \times 1}$$

$$= \frac{1}{35}$$

$$= 0.0286$$

　計算結果から p＝0.0286となり，今回の結果が偶発的に起きた可能性は極めて低く，抗 E の特異性は有意に高いことが証明される．

　否定できない抗体の抗 Di^a も計算してみるが，p＝0.428と抗体の特異性の証明はできない．信頼性に欠けるため，追加パネル赤血球で検査を実施して再評価する必要がある．

▌▌検査の注意点

　Fisher 確率計算法では，少なくても対応抗原陽性（＋）赤血球3種が陽性，対応抗原陰性（－）赤血球3種が陰性の結果が必要になる[8]．

　Fisher 確率計算法は極めて厳しい確率計算法のため，パネル赤血球の種類によっては目的の本数を揃えることが困難な場合がある．その場合 Fisher 確率計算法まで厳格でない，Harris & Hochman 法や Kanter 法などの統計学的評価を用いる方法もある（**表 3.2.8**）．

表 3.2.8　各統計学的評価に必要なパネル赤血球数

方法	パネル赤血球	
	抗原陽性（＋）	抗原陰性（－）
Fisher 確率計算法	3	3
Harris & Hochman 法	3 または 2	3 または 2
Kanter 法	2	2

▌▌結果と解釈

　統計学的評価に用いる統計方法には Fisher 確率計算法，Harris & Hochman 法，Kanter 法の三つの方法がある．

　最も輸血検査の統計学的評価に用いられるのが Fisher 確率計算法である．

　Fisher 確率計算法は，すべての起こり得る場合を考え，それぞれに発生する確率を計算する方法で，真の陽性反応，真の陰性反応の確率に加え，偽の陽性反応，偽の陰性反応の確率も考慮して確率を計算する．20回に1回未満の確率（$p < 0.05$）で起こり得る事象については"棄却できる"と定義して計算を行う．

　同定検査で得られた反応結果を Fisher の確率計算式に代入して，同定された抗体の特異性について確率を算出する．確率が $p < 0.05$ であれば同定された抗体が偶発的に起きたのではなく，真の特異性である可能性が高いと判断する[7]．

3.2.5 抗原検査

■■ 目 的

　抗体同定において不規則抗体の特異性を確認するために被検者赤血球膜上の当該抗原の有無を確認する必要がある．不規則抗体が存在する場合，被検者は当該抗原を有しないため抗原検査を実施する必要がある．

■■ 検査の注意点

　添付文書に従った方法で行う．3か月以内に輸血歴のある被検者では供血者の赤血球が混在しているため判定ができない[8]．

■■ 結果と解釈

・不規則抗体を同定するには，被検者赤血球上に対応する抗原が存在しないことを確認する．
・不規則抗体の同定が困難な場合は，被検者の抗原検査で否定できる場合がある．

■■ 参考文献

1) 奥田　誠, 他：「赤血球型検査（赤血球系検査）ガイドライン（改訂4版）」, 日本輸血細胞治療学会誌, 2022；68(6)：p.539-556.
2) 前田平生, 大戸　斉, 岡崎　仁（編）：「第Ⅲ章 血液型とその検査」, 輸血学 改訂第4版, p.494-495, 中外医学社, 2018.
3) 井手大輔, 他：輸血のための検査マニュアル Ver.1.3.2, 日本輸血・細胞治療学会 輸血検査技術講習委員会（編）, 2021. http://yuketsu.jstmct.or.jp/wp-content/uploads/2022/07/3757b362c7f7c34354513f31928b25f4.pdf
4) 前田平生, 大戸　斉, 岡崎　仁（編）：「第Ⅲ章 血液型とその検査」, 輸血学 改訂第4版, p.482-484, 中外医学社, 2018.
5) 前田平生, 大戸　斉, 岡崎　仁（編）：「第Ⅲ章 血液型とその検査」, 輸血学 改訂第4版, p.496-497, 中外医学社, 2018.
6) 前田平生, 大戸　斉, 岡崎　仁（編）：「第Ⅲ章 血液型とその検査」, 輸血学 改訂第4版, p.501-505, 中外医学社, 2018.
7) 大谷慎一, 他：「Ⅳ章 輸血検査と精度管理」, スタンダード輸血検査テキスト 第3版, p.95-96, 認定輸血検査技師制度協議会カリキュラム委員会（編）, 医歯薬出版, 2017.
8) 奥田　誠, 川畑絹代, 他（編）：輸血・移植検査技術教本 第2版, 日本臨床衛生検査技師会（監修）, 丸善出版, 2023.

第 **4** 章

交差適合試験

4.1　生理食塩液法主試験手順

▌目　的

　赤血球製剤の輸血前に行い，被検者血漿（血清）中に含まれる抗体（主に IgM 型抗体）と赤血球製剤が保有する抗原との適合性を確認する．

▌準備するもの

検　体	抗凝固剤入りまたはプレーンの採血管で採血された血液，赤血球製剤のセグメントチューブ（供血者血液）
機器・機材	拡大鏡（凹面鏡）*，凝集判定用遠心機，検体分離用遠心機，試験管，自動輸血検査装置*，スポイト，洗浄ビン，タイマー，ビューア*
試　薬	生理食塩液

▌臨床的意義

　ABO 不適合による赤血球輸血の溶血性輸血反応（HTR）を予見する．

▌試験管法による交差適合試験の手順[*1]

1．事前準備

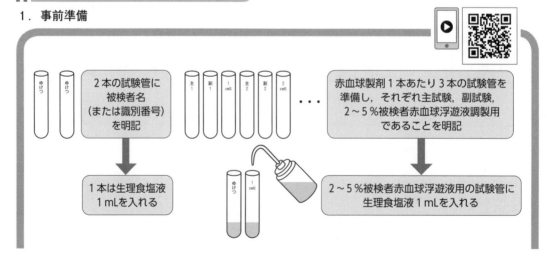

───────────────

＊　必要に応じて準備

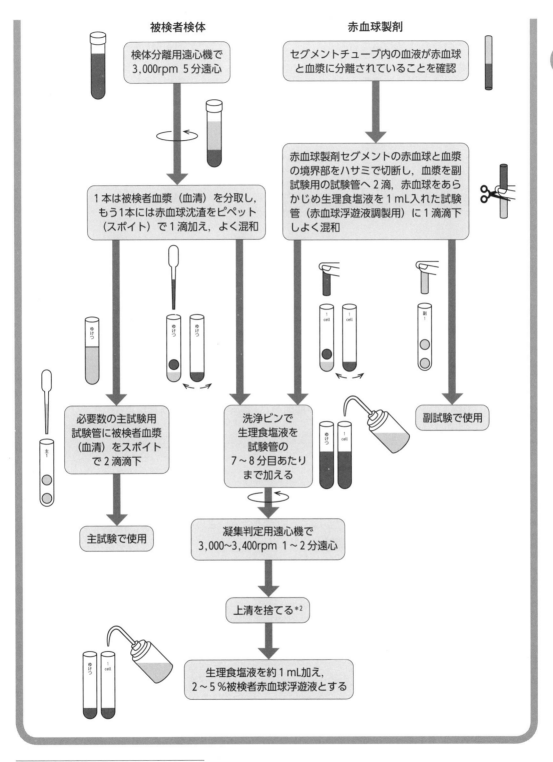

被検者検体

検体分離用遠心機で
3,000rpm 5分遠心

1本は被検者血漿（血清）を分取し，
もう1本には赤血球沈渣をピペット
（スポイト）で1滴加え，よく混和

必要数の主試験用
試験管に被検者血漿
（血清）をスポイト
で2滴滴下

主試験で使用

赤血球製剤

セグメントチューブ内の血液が赤血球
と血漿に分離されていることを確認

赤血球製剤セグメントの赤血球と血漿
の境界部をハサミで切断し，血漿を副
試験用の試験管へ2滴，赤血球をあら
かじめ生理食塩液を1mL入れた試験
管（赤血球浮遊液調製用）に1滴滴下
しよく混和

副試験で使用

洗浄ビンで
生理食塩液を
試験管の
7〜8分目あたり
まで加える

凝集判定用遠心機で
3,000〜3,400rpm 1〜2分遠心

上清を捨てる*2

生理食塩液を約1mL加え，
2〜5%被検者赤血球浮遊液とする

＊1 本試験が陰性であっても，ABO を含むすべての血液型不適合を検出しているわけではない
＊2 スポイトを使用するか，あるいは試験管を傾けて捨ててもよい

結果と解釈

フロー
チャート

　赤血球製剤との適合性については原則，間接抗グロブリン試験（IAT）の結果をもって行う[1].
反応が陽性の場合，ABO 血液型不適合や不規則抗体（主に IgM 型抗体）の存在などが考えられる.
ABO 血液型不適合が原因の場合，急性溶血性輸血反応（AHTR）につながる可能性が高いことから，
赤血球製剤を供給すべきではない．一方，IgM 型抗体が原因の場合，その多くは溶血反応につなが
る可能性は低いとされている.

4.2　間接抗グロブリン試験主試験手順

目 的

　被検者血漿（血清）中に含まれる抗体（主に IgG 型抗体）と輸血する赤血球製剤に含まれる抗原
の適合性を確認する.

準備するもの

　p.48，4.1 に追加して以下の機器・機材，試薬を準備する必要がある.

機器・機材	温度計，血球洗浄遠心機，恒温槽
試 薬	抗ヒトグロブリン試薬，反応増強剤（PEG 溶液または LISS），IgG 感作赤血球

臨床的意義

　赤血球輸血による溶血性輸血反応（HTR）を予見する方法として優れている方法である.

試験管法による交差適合試験の手順

2．生理食塩液法～間接抗グロブリン試験の手順

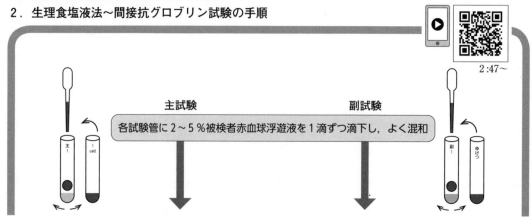

2 : 47～

主試験　　　　　　　　　　　副試験

各試験管に 2 ～ 5 ％被検者赤血球浮遊液を 1 滴ずつ滴下し，よく混和

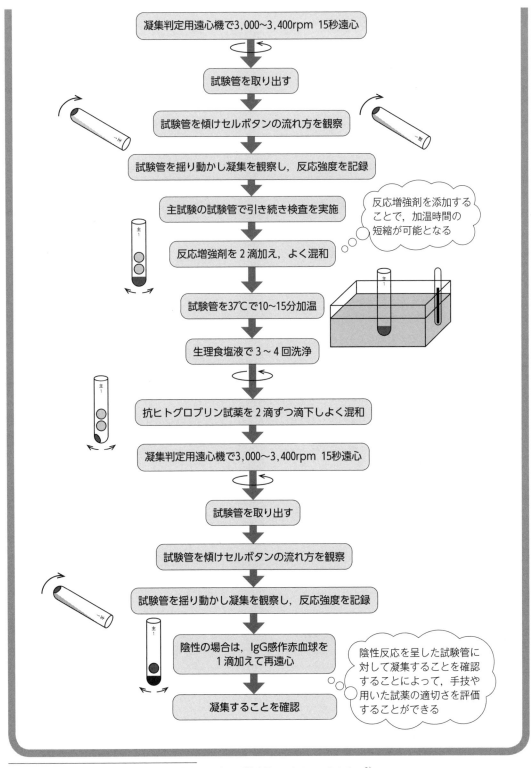

フロー
チャート

凝集判定用遠心機で3,000～3,400rpm 15秒遠心

試験管を取り出す

試験管を傾けセルボタンの流れ方を観察

試験管を揺り動かし凝集を観察し，反応強度を記録

主試験の試験管で引き続き検査を実施

反応増強剤を 2 滴加え，よく混和

> 反応増強剤を添加することで，加温時間の短縮が可能となる

試験管を37℃で10～15分加温

生理食塩液で 3 ～ 4 回洗浄

抗ヒトグロブリン試薬を 2 滴ずつ滴下しよく混和

凝集判定用遠心機で3,000～3,400rpm 15秒遠心

試験管を取り出す

試験管を傾けセルボタンの流れ方を観察

試験管を揺り動かし凝集を観察し，反応強度を記録

陰性の場合は，IgG感作赤血球を 1 滴加えて再遠心

> 陰性反応を呈した試験管に対して凝集することを確認することによって，手技や用いた試薬の適切さを評価することができる

凝集することを確認

＊ 自己対照も検査に含めることで，遅発性輸血反応の早期発見につながることがある[2]

51

▌▌ 検査の注意点

・被検者誤認による不適合輸血を回避するため，原則として血液型検体とは異なる時期に採血した検体を用いる必要がある．

・3か月以内に輸血あるいは妊娠歴がある，またはこれらについて不明な場合は輸血日を含め3日以内に採血された検体を用いる．

・生後4か月未満の児においても同様に検査を行うが，児の採血が困難な場合，母児がABO同型あるいは児がO型で母親がAB型の場合，母親の血液を用いて検査することができる．

・IgG感作赤血球による確認は，抗ヒトグロブリン試薬の劣化や入れ忘れ，洗浄効果を確認できるが，検体の入れ忘れは確認できない[1]．

・被検者が保有する不規則抗体に対応する抗原を有する赤血球製剤であっても量的効果などの理由から検出できないことがある．

・血液型抗原による免疫感作の予防はできない．

・HTRを防止できないことがある．

・赤血球抗原以外の適合性の確認はできない．

・不規則抗体陰性で交差適合試験陽性となった場合，低頻度抗原に対する抗体や供血者の直接抗グロブリン試験（DAT）陽性も考えられる．

・被検者が臨床的意義のある不規則抗体を保有している，あるいは過去に保有していた場合，二次免疫応答による抗体価上昇あるいはHTRを予防するため，対応する抗原陰性の赤血球製剤と検査を行う[3]．

▌▌ 結果と解釈

　本検査の結果が陰性の場合，その赤血球製剤を適合と判定する．反応が陽性の場合，①ABO血液型不適合，②不規則抗体（主にIgG型抗体）の存在や③母体からの移行抗体（新生児の場合）などが考えられる．また，生理食塩液法（Sal法）に引き続き，間接抗グロブリン試験（IAT）を実施している場合，Sal法が陽性であった際には，低温反応性抗体による影響を受けている可能性がある．この影響を回避するため，反応増強剤無添加のIATの実施を考慮する必要がある．

▌▌ 参考文献

1) 藤井明美：「3.5 交差適合試験」，輸血・移植検査技術教本 第2版，p.50-51，日本臨床衛生検査技師会（監修），奥田　誠，川畑絹代，他（編），丸善出版，2023.

2) 奥田　誠，他：「赤血球型検査（赤血球系検査）ガイドライン（改訂4版）」，日本輸血細胞治療学会誌，2022；68(6)：p.539-556.

3) 井手大輔，他：輸血のための検査マニュアル Ver.1.3.2，日本輸血・細胞治療学会 輸血検査技術講習委員会（編），2021. http://yuketsu.jstmct.or.jp/wp-content/uploads/2022/07/3757b362c7f7c34354513f31928b25f4.pdf

第 5 章

直接抗グロブリン試験

▌ 目 的

直接抗グロブリン試験（direct antiglobulin test；DAT）は，生体内で赤血球に免疫グロブリンや補体が感作しているか否かを検査するために用いる．

▌ 準備するもの

検 体	抗凝固剤入りの採血管で採取された血液
機器・機材	凝集判定用遠心機，血球洗浄遠心機，試験管，スポイト
試 薬	抗ヒトグロブリン試薬（多特異抗ヒトグロブリン試薬，抗 IgG 試薬，抗補体試薬），生理食塩液，IgG 感作赤血球

▌ 臨床的意義

DAT は，自己免疫性溶血性貧血（AIHA）や不規則抗体に起因する溶血性輸血反応（HTR），胎児・新生児溶血性疾患（HDFN），薬剤起因性溶血性貧血（DIIHA）などの診断や，化学療法剤の影響評価，血液型判定の有効性評価などに有用である[1]．

直接抗グロブリン試験の手順

フロー
チャート

試験管を2本用意し，試薬名と被検者名（または識別番号）を明記

2本の試験管に2〜5％被検者赤血球浮遊液を1滴ずつ滴下

生理食塩液で3回洗浄

1本に多特異抗ヒトグロブリン試薬を2滴，1本に生理食塩液を2滴滴下しよく混和

凝集判定用遠心機で3,000〜3,400rpm 15秒遠心

試験管を取り出す

試験管を傾けセルボタンの流れ方を観察

試験管を揺り動かし凝集を観察し，反応強度を記録

被検者赤血球に大量のIgM型抗体が結合している場合，生理食塩液対照でも凝集を示すことがある

陰性の場合は，IgG感作赤血球を1滴加えて再遠心

凝集することを確認

検査の注意点

- 検体は，試験管内で補体の活性化が起きないよう，脱カルシウム作用のある抗凝固剤入りの採血管で採血された血液を用いることが望ましい[2]．
- 全血で冷蔵保管された検体で検査を行うと，補体が被検者赤血球に感作することがあり，生体内での反応と区別がつかないため原則使用しない[2]．
- 健常人でも DAT 陽性の場合がある．健常人の赤血球膜上には，IgG が 5〜90分子，C3d が 5〜97分子結合しているといわれている．試験管法で健常人が DAT 陽性になることはあまりないが，カラム凝集法では赤血球1個あたり IgG が71分子以上あれば DAT 陽性反応を示す．高感度で検出できるカラム凝集法での自己対照や DAT については，結果の解釈に考慮が必要となる（**表 5.1**）[2]．

表 5.1 凝集強度と赤血球1個に結合している IgG 量

凝集強度	試験管法	カラム凝集法
0	<191	<71
1+	247 191〜324	120 71〜150
2+	264 229〜280	170 117〜232
3+	560 402〜1018	287 229〜613
4+	5300<	1018<

〔菅野直子, 他:「カラム凝集法による赤血球凝集反応:試験管法, ビーズ法, ゲル法の比較検討」, 医学検査, 2000;49(6):p.951-955. より作成〕

結果と解釈

多特異抗ヒトグロブリン試薬で陽性であれば DAT 陽性と判断し，抗 IgG 試薬や抗補体試薬を用いて特異性を判定する（**表 5.2, 図 5.1**）．

表 5.2 DAT の結果と判定

		抗ヒトグロブリン試薬	生理食塩液	判 定
結 果		0	0	陰性
		+	0	陽性
		+	+	判定保留

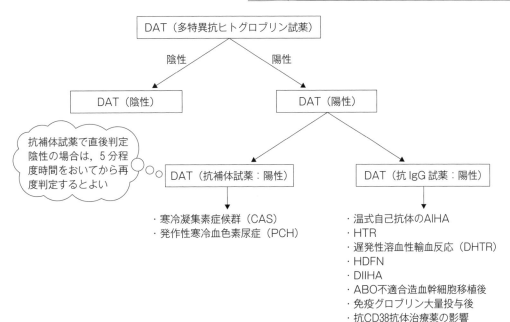

図 5.1 DAT 陽性と疾患

参考文献

1）前田平生，大戸　斉，岡崎　仁（編）：輸血学 改訂第 4 版，中外医学社，2018.
2）奥田　誠，川畑絹代，他（編）：輸血・移植検査技術教本 第 2 版，日本臨床衛生検査技師会（監修），丸善出版，2023.

第 **6** 章

間接抗グロブリン試験

■ 目　的

　臨床的意義のある不規則抗体（37℃反応性 IgG 型抗体）の検出が可能であり，抗体を検出するうえで最も信頼できる検査方法である．

　試験管内で赤血球抗原に抗体を感作させて間接的に抗体を検出するので，間接抗グロブリン試験（indirect antiglobulin test；IAT）という．

　不規則抗体スクリーニングや交差適合試験に必要な検査である．

■ 準備するもの

検　体	抗凝固剤入りまたはプレーンの採血管で採血した血液
機器・機材	凝集判定用遠心機，血球洗浄遠心機，恒温槽，試験管，スポイト，タイマー
試　薬	抗ヒトグロブリン試薬（多特異抗ヒトグロブリン試薬，抗 IgG 試薬，抗補体試薬），生理食塩液，赤血球試薬，反応増強剤（PEG 溶液または LISS），IgG 感作赤血球

■ 臨床的意義

　IAT は，輸血や妊娠によって産生された不規則抗体を検出する方法である．IAT で検出された不規則抗体は，それに対応する赤血球製剤を輸血された場合，溶血性輸血反応（HTR）を引き起こす場合がある．臨床的意義のある抗体を検出するのに優れた検査法である[1]．

間接抗グロブリン試験の手順

フロー
チャート

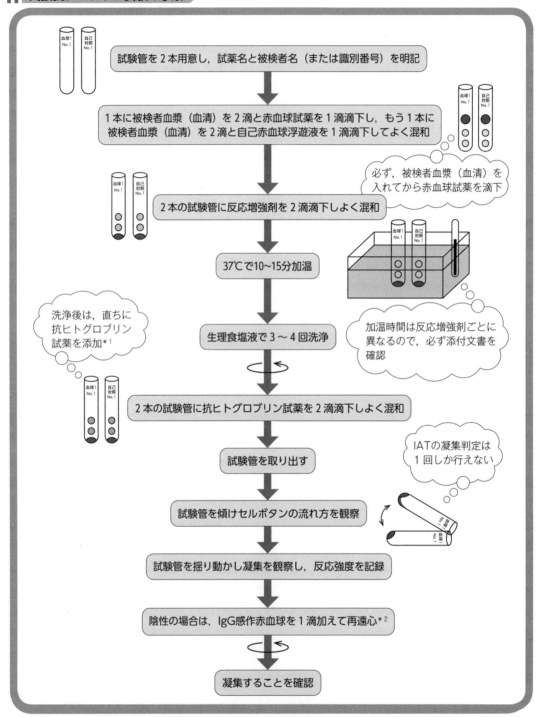

試験管を2本用意し，試薬名と被検者名（または識別番号）を明記

1本に被検者血漿（血清）を2滴と赤血球試薬を1滴滴下し，もう1本に
被検者血漿（血清）を2滴と自己赤血球浮遊液を1滴滴下してよく混和

必ず，被検者血漿（血清）を
入れてから赤血球試薬を滴下

2本の試験管に反応増強剤を2滴滴下しよく混和

37℃で10〜15分加温

洗浄後は，直ちに
抗ヒトグロブリン
試薬を添加*1

生理食塩液で3〜4回洗浄

加温時間は反応増強剤ごとに
異なるので，必ず添付文書を
確認

2本の試験管に抗ヒトグロブリン試薬を2滴滴下しよく混和

試験管を取り出す

IATの凝集判定は
1回しか行えない

試験管を傾けセルボタンの流れ方を観察

試験管を揺り動かし凝集を観察し，反応強度を記録

陰性の場合は，IgG感作赤血球を1滴加えて再遠心*2

凝集することを確認

*1　洗浄後の赤血球試薬では時間の経過とともに，結合している抗体が離れていっている．洗浄後速やかに抗ヒトグロブリン
　　試薬を添加して判定する
*2　試験管法ではIgG感作赤血球を用いて，抗ヒトグロブリン試薬の反応性とともに，赤血球試薬の洗浄効果を必ず確認する

▎ 検査の注意点

・高感度な方法を用いた IAT を行う.

・反応増強剤無添加の IAT では反応時間が60分かかるのに対し,反応増強剤を添加すると反応時間を10〜15分に短縮することができる.反応時間を延長すれば抗体検出感度が高くなるわけではない.その逆に,一定の時間経過すると赤血球試薬に結合した抗体は離れてしまう.正しい検査結果を出すためには反応時間をしっかり守って検査を実施することが重要である.

・低温反応性抗体によって,反応増強剤を加えた IAT でも陽性になることがある.その場合は,反応増強剤無添加の IAT(37℃で60分)を試みる.ただし,低力価の不規則抗体を見落とす可能性があるため注意が必要である.

・被検者血漿(血清)中の蛋白濃度が高い場合,ポリエチレングリコール溶液(PEG 溶液)添加により蛋白質がゲル状に沈殿し,洗浄不足による偽陰性反応を呈する.通常の洗浄回数では洗浄効果は得られないため,血漿(血清)中の蛋白濃度が高い症例の場合は,PEG 溶液を用いずに LISS を用いて検査を行う.

・IAT の凝集判定は1回しか行えない.再遠心後の判定は不可.グロブリン同士を架橋している抗ヒトグロブリン試薬の力は弱いため,再遠心を行うと陰性化してしまうので IAT では最初の1回のみの判定となる.

▎ 結果と解釈

・IAT 陰性:被検者血漿(血清)中に赤血球抗原に対する37℃反応性抗体は存在しない
・IAT 陽性:被検者血漿(血清)中に赤血球抗原に対する37℃反応性抗体が存在する

▎ 参考文献

1) 日髙陽子「3.3 不規則抗体スクリーニング」,輸血・移植検査技術教本 第2版,p.36,日本臨床衛生検査技師会(監修),奥田 誠,川畑絹代,他(編),丸善出版,2023.

第 **7** 章

亜 型 検 査

7.1 亜型検査の進め方

1. ランドシュタイナーの法則

　ABO 血液型は，赤血球膜上の A 抗原および B 抗原の有無を調べるオモテ検査と被検者血漿（血清）中に規則的に存在する抗 A または抗 B の有無を調べるウラ検査の結果が一致してはじめて決定される．通常，オモテ検査は抗 A 試薬または抗 B 試薬と被検者赤血球との凝集反応から判定され，ウラ検査は被検者血漿（血清）と既知の A₁ 赤血球および B 赤血球試薬との凝集反応によって判定される．**表 7.1.1** のように ABO 血液型では，自身の赤血球とは反応しない抗体（抗 A，抗 B）を規則的に保有する．この関係を ABO 血液型の発見者にちなんで「ランドシュタイナーの法則」とよんでいる．

表 7.1.1　ABO 血液型判定のロジック

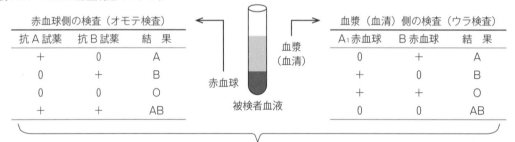

赤血球側の検査（オモテ検査）				血漿（血清）側の検査（ウラ検査）		
抗 A 試薬	抗 B 試薬	結　果		A₁ 赤血球	B 赤血球	結　果
+	0	A		0	+	A
0	+	B		+	0	B
0	0	O		+	+	O
+	+	AB		0	0	AB

オモテ検査とウラ検査が一致した際に血液型を判定する

2. 亜型の血清学的な反応

　日常検査において，時々「ランドシュタイナーの法則」に従わない反応が観察されることがある．ABO 血液型のオモテ検査で使用する抗 A および抗 B 試薬は，抗体価が高いことから，明瞭な凝集塊を形成するため，通常の ABO 血液型の判定に問題を生じることはない．しかし，何らかの原因で抗原量が低下している表現型や血液型キメラの場合は，反応（凝集強度）の低下や部分凝集（mixed field agglutination；mf）が観察される．先天的に A 抗原や B 抗原が少ない表現型は，亜型（subgroup）とよばれている．血清学的性状によって A 亜型は**表 7.1.2**，B 亜型は**表 7.1.3** のように分類されている．

表 7.1.2 A 亜型の血清学的性状

亜型名 （表現型）	赤血球の凝集			血清中の 不規則性 抗 A1	唾液中の 型物質*	血漿中の A糖転移酵素
	抗 A	抗 A1	抗 H			
A₁	＋	＋	（＋）	なし	A, H	あり
A₂	＋	0	＋	ときにあり	A, H	なし
A₃	mf	0	＋	ときにあり	A, H	ときにあり
Aₓ	0 / w	0	＋	あり	H	なし
Aₘ	0	0	＋	なし	A, H	あり
Aₑₗ	0	0	＋	あり	H	なし

抗 A1：抗 A1 レクチン，抗 H：抗 H レクチン
＋：強い凝集，（＋）：やや弱い凝集，w：非常に弱い凝集，mf：部分凝集
＊ ABH 分泌型の例

表 7.1.3 B 亜型の血清学的性状

亜型名 （表現型）	赤血球の凝集		血清中の不 規則性抗 B	唾液中の 型物質*	血漿中の B糖転移酵素
	抗 B	抗 H			
B	＋	＋	なし	B, H	あり
B₃	mf	＋	ときにあり	B, H	ときにあり
Bₓ	0 / w	＋	あり	H	なし
Bₘ	0	＋	なし	B, H	あり
Bₑₗ	0	＋	あり	H	なし

＋：強い凝集，（＋）：やや弱い凝集，w：非常に弱い凝集，mf：部分凝集
＊ ABH 分泌型の例

3．亜型の鑑別

　日本人から検出される最も多い亜型は B 亜型の B_m 型である[1]．B_m はオモテ検査が O 型，ウラ検査が B 型のオモテ・ウラ不一致となる（A_1B_m の場合はオモテ A，ウラ AB）．B_m は B 抗原量が顕著に減少した亜型であり，抗 B 試薬と直接凝集反応は観察されないが，抗 B 試薬を用いた吸着解離試験で赤血球膜上に微量に存在する B 抗原が証明される．また，唾液中から B，H 型物質が検出され，血漿中から B 糖転移酵素活性が認められる点が B_x や B_{el} との鑑別点となる **（図 7.1.1）**．

　次に，抗 A 試薬との反応で部分凝集（mf）が観察された際の検査フローチャートを**図 7.1.2** に，抗 B 試薬との反応で mf が観察された際の検査フローチャートを**図 7.1.3** に示す．

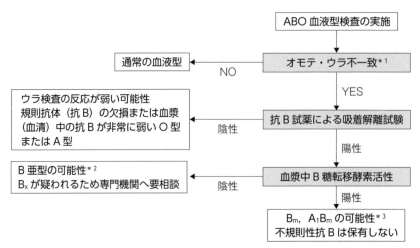

図 7.1.1　Bₘ または A₁Bₘ が想定される場合の検査フローチャート

＊1　オモテ O・ウラ B またはオモテ A・ウラ AB を想定

＊2　B 抗原量が少ない Bₓ ではオモテ検査が O 型と判定される場合がある．また不規則性の抗 B
（低温反応性）の保有は検体により異なる．通常，唾液中の B 型物質は検出できない

＊3　ABH 分泌型個体では唾液中から B，H 型物質を認める

〔井手大輔，他：輸血のための検査マニュアル Ver.1.3.2，日本輸血・細胞治療学会　輸血検査技術講習委員会（編），p.15，
2021．http://yuketsu.jstmct.or.jp/wp-content/uploads/2022/07/3757b362c7f7c34354513f31928b25f4.pdf より作成〕

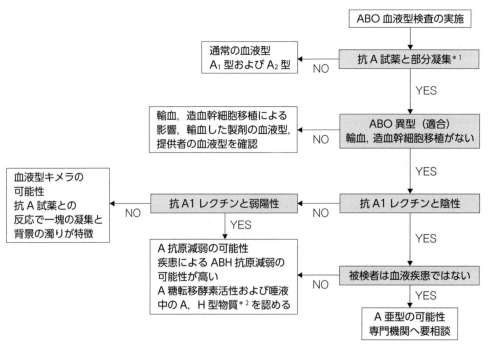

図 7.1.2　オモテ検査（抗 A 試薬）に部分凝集が観察された場合の検査フローチャート

＊1　部分凝集の観察はスライド法が望ましい

＊2　ABH 分泌型個体の場合

〔井手大輔，他：輸血のための検査マニュアル Ver.1.3.2，日本輸血・細胞治療学会　輸血検査技術講習委員会（編），p.14，
2021．http://yuketsu.jstmct.or.jp/wp-content/uploads/2022/07/3757b362c7f7c34354513f31928b25f4.pdf より引用〕

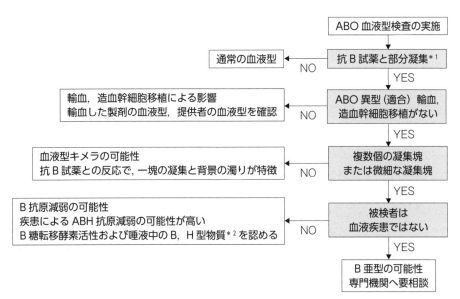

図 7.1.3　オモテ検査（抗 B 試薬）に部分凝集が観察された場合の検査フローチャート

＊1　部分凝集の観察はスライド法が望ましい

＊2　ABH 分泌型個体の場合

〔井手大輔, 他：輸血のための検査マニュアル Ver.1.3.2, 日本輸血・細胞治療学会　輸血検査技術講習委員会（編）, p.15, 2021. http://yuketsu.jstmct.or.jp/wp-content/uploads/2022/07/3757b362c7f7c34354513f31928b25f4.pdf より引用〕

4．血液型キメラとは

　血液型キメラは，同一個体内に異なる遺伝情報をもつ細胞が混在している，つまり二種類の接合子（zygote）が存在している状態である．たとえば A 型と O 型の血液型キメラの例では，抗 A 試薬に陽性（抗 B 試薬は陰性）を示す**（図 7.1.4 左）**が，スライド法などで観察すると抗 A 試薬の背景に濁りを生じる．これは抗 A 試薬と反応しない赤血球が混在していることを示唆する．また，試験管法では凝集部は通常の A 型と同様に試験管底からセルボタンが剥がれ，非凝集部は O 型同様に試験管底に赤血球が残る様子が観察される**（図 7.1.4 右）**．スライド法による観察は，凝集開始時間，背景の濁りを観察するのに適している．血液型キメラは，通常の表現型の混在であるため，凝集開始時間は亜型などに比べて早い（p.30, 2.3 も参照）．しかし，凝集部集団の混合割合が少ないと，疾患などによる後天的な抗原減弱や A_3, B_3 よりさらに抗原量の少ない亜型との判別が難しくなる場合もある．

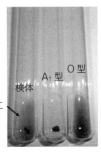
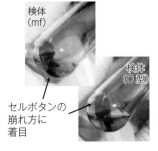

図 7.1.4　血液型キメラ（A/O キメラ）

5. 疾患による抗原の減弱

　急性骨髄性白血病（AML），骨髄異形成症候群（MDS），ホジキン病などの血液疾患患者では，後天的な抗原変化による抗原減弱が観察される場合がある[2~4]．抗原減弱の程度は一様ではなく，一見，血液型キメラ様の反応を示すものや A_3 のような亜型様の反応を示すものまで様々である．血液型キメラ，抗原減弱に共通する特徴は，亜型とは異なり，血漿中の糖転移酵素活性が認められること（若干低下している場合もある），抗原量が減少しても血漿（血清）中に不規則の抗 A_1 や抗 B を保有しないという点である．ABO 亜型と抗原減弱の血清学的性状を**表7.1.4**に示す．

表7.1.4 ABO 亜型と抗原減弱の血清学的性状

	ABO 亜型 （A_3，B_3 など）	抗原減弱
スライド法	部分凝集	部分凝集
血漿中の A,B 糖転移酵素 活性	ときにあり*	認める （若干低い）
唾液中の ABH 型物質	減少	通常の表現型と同等レベル
ABO 遺伝子変異 （エキソン 6，7 領域）	一塩基置換などの 変異を認める	遺伝子変異を 認めない
被検者背景	健常人 （疾患などは無関係）	血液疾患（AML， MDS，ホジキン病など）

　＊*ABO* 遺伝子のエキソン 6 および 7 領域に変異がある場合は，通常認められない

6. 規則抗体（抗 A，抗 B）の低下

　ヒト血漿（血清）中の規則抗体の抗 A や抗 B は個体差があり，新生児や高齢者では抗体価が低い傾向があるが[5]，健常人においても A 型でウラ検査の反応が弱い（規則抗体の抗 B が弱い）例は比較的多く[6]，逆に O 型が保有する抗 A および抗 B は抗体価が高い傾向がある[7]．また，試験管法よりもカラム凝集法ではウラ検査の反応が弱い傾向がある[8]．ウラ検査が弱い（バランスが悪い）場合の検査フローチャートは p.156，**図11.10.1** 参照．規則抗体が弱いためにウラ検査の反応が弱くなるまたは陰性になる場合は，血漿（血清）量を増量（通常は 2 滴のところを 3 ～ 4 滴）にすることや 5 ～10 分程度反応後に判定することも解決法の一つである．また，赤血球試薬と血漿（血清）の混和が不十分な場合も弱い反応を示すため，試験管法で実施する場合は，よく混和することも重要である．

7. 低温反応性抗体の影響（ウラ検査の反応に余分な反応）

　被検者が抗 A，抗 B 以外の低温反応性抗体（抗 M，抗 N，抗 P1，抗 Le^a，抗 Le^b）を保有し，使用したウラ検査用の A_1 赤血球または B 赤血球試薬の対応抗原が陽性の場合，余分な反応として観察される場合がある．このような場合は，不規則抗体スクリーニングを実施し，主な血液型抗原

に対する低温反応性抗体の有無を検査することが解決の一助になる.

<コラム> レクチンとは

　　レクチンは，糖鎖と結合する能力を有する抗体以外の蛋白質である. 一般的にレクチンは，植物・動物・微生物などに存在する蛋白質，糖蛋白質のうち，糖に対する特異的結合活性をもった物質の総称であり，輸血分野においては主に種子などから抽出したレクチンが血液型精査に用いられる. 亜型精査で使用される代表的なレクチンは，ヒマラヤフジマメ由来の *Dolichos biflorus* であり，通称ドリコスレクチンまたは抗 A1 レクチンとよばれている. このレクチンは A_1 または A_1B 型赤血球とは強く凝集するが，A_2（A_2B）よりさらに抗原量の少ない亜型とは反応しないため，A_2（A_2B）よりさらに抗原量の少ない亜型を鑑別する際に用いられる. また，ドリコスレクチンと一緒に用いられるのが，ハリエニシダ由来の *Ulex europaeus* であり，通称ユーレックスレクチンまたは抗 H レクチンとよばれている. このレクチンは H 抗原と反応するため，H 抗原の有無を確認する際に用いられる. 通常の反応としては O $> A_2 > B > A_1 > A_1B$ の順に凝集強度が強く，H 抗原が多い O 型や A_2 以下の亜型とはおおむね 3+ 以上を示すが，H 抗原が少ない A_1 や A_1B 型では w+ から 1+ の反応を示す. なお，ボンベイ（Bombay）やパラボンベイ（para-Bombay）では陰性となる.

7.2　吸着解離試験

▌▌ 目　的

　赤血球膜上の A または B 抗原が非常に少ない亜型では抗 A または抗 B 試薬と直接凝集反応を呈さず，一見抗原がないように観察される. たとえば，B_m のケースでは，本来 B 型であるにもかかわらず，オモテ検査は O 型となり，ウラ検査は B 型となるため，オモテ・ウラ不一致の結果となる（A_1B_m はオモテ A 型，ウラ AB 型）. このような場合に抗 B を用いて吸着解離試験を行い，赤血球上に微量に存在する B 抗原を証明する.

▌▌ 準備するもの

検　体	抗凝固剤入りの採血管で採血された血液
機器・機材	凝集判定用遠心機，検体分離用遠心機，恒温槽，試験管，ピペット
試　薬	A_1, B, O 型の 2 ～ 5 ％被検者赤血球浮遊液，抗 A または抗 B 試薬，対照 O 型赤血球沈渣

▌▌抗 A または抗 B による吸着解離試験の手順

フロー
チャート

```
┌─────────────────────────────────────────────────────────────┐
│  試験管を 1 本用意し，試薬名と被検者名（または識別番号）を明記  │
└─────────────────────────────────────────────────────────────┘
                              ↓
┌──────────────────────────────┐
│   被検者赤血球沈渣を 1 容，      │        {  被検者赤血球沈渣    1 容*1
│   抗 A または抗 B 試薬を 1 容添加 │        {  抗 A または抗 B 試薬  1 容
└──────────────────────────────┘
                              ↓
┌──────────────────────────────────────────┐
│   室温または 4℃で静置し，赤血球に抗体を感作*2  │
└──────────────────────────────────────────┘
                              ↓
┌──────────────────────────────────────┐
│   生理食塩液で 5 〜 6 回洗浄（遠心洗浄）    │
└──────────────────────────────────────┘
                              ↓
┌──────────────────────────────────────┐
│   赤血球沈渣と等量の生理食塩液を加える      │
└──────────────────────────────────────┘
                              ↓
┌────────────────────────────────────────────────────┐
│   52〜56℃で10分加温（熱解離）（吸着した抗体を解離）*3   │
└────────────────────────────────────────────────────┘
                              ↓
┌────────────────┐
│   解離液の採取   │
└────────────────┘
                              ↓
┌────────────────────────────────────────────────────┐
│   解離液と A1，B，O 型赤血球の反応性（特異性の確認）      │
└────────────────────────────────────────────────────┘
```

＊1　抗凝固剤入りの採血管で採血された血液．検査対象検体：亜型（A_m，A_{el}，B_m，B_{el}），血液型キメラ
＊2　感作時間は，試薬の添付文書に従う
＊3　添付文書に従う

原 理

　証明したい抗原に対する抗体（Bm の場合は抗 B 試薬）を一定時間赤血球に感作し，その後，生理食塩液で 5 ～ 6 回遠心洗浄し，赤血球沈渣と等量の生理食塩液を加えた試験管を52～56℃の恒温槽で10分程度加温し，感作（結合）した抗体を解離する（熱解離）**(図7.2.1)**.

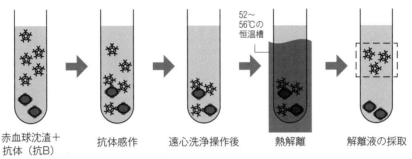

図7.2.1　抗 B を用いた Bm 型の吸着解離試験の原理
　⬢：Bm 型赤血球，✴：抗 B 試薬

手技のポイント

　吸着解離試験の実施は，O 型と O 型以外を見分けることが目的である．解離液から抗 B の特異性が出た際には，Bm などの亜型の可能性，B/O キメラの可能性，造血幹細胞移植の可能性などを考慮し，ほかの亜型検査と組み合わせて最終判定する必要がある．

検査の注意点

　オモテ O 型，ウラ B 型の際に抗 B で吸着解離試験を実施し，解離液から抗 B の特異性が確認された場合に，すぐに Bm 型と判定するのは注意が必要である．

　亜型赤血球との反応性は各試薬メーカーによって異なるため，実施する際には，試薬の添付文書や技術教本などを参考にして実施することが望ましい[9]．

結果と解釈

　解離液と A1，B，O 型赤血球との反応性から解離液の中に抗 B の特異性が確認された場合，赤血球の B 抗原の存在が証明されたことになる．一方，解離液と A1，B，O 型赤血球との反応が陰性の場合は，抗 B は赤血球に感作しなかった（＝B 抗原がなかった）ということになる．

　吸着解離試験は非常に感度が高く，O 型赤血球沈渣に1/400～1/500量の B 型赤血球が混在するだけで解離液から抗 B の特異性が確認できる．

7.3 糖転移酵素活性測定

目 的

亜型，血液型キメラ，後天的な抗原減弱，異型適合血輸血後，造血幹細胞移植後などの鑑別のため，血漿（血清）中の A，B 糖転移酵素活性を調べる．通常，血漿（血清）中の糖転移酵素活性を調べる試薬では **図 7.3.1** に示すように，糖転移酵素（膜蛋白質）のエキソン 4 付近で切断された N 末端を欠いた可溶性タイプ（soluble form）を血漿（血清）中の糖転移酵素として測定している．

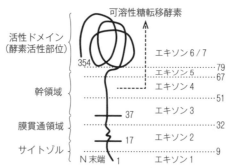

図 7.3.1 A，B 糖転移酵素の構造模式図

原 理

赤血球上の ABH 抗原は，骨髄内のゴルジ体で生成された糖転移酵素が作用し，膜蛋白質に糖が付加されることで A または B 抗原を有する赤血球が生合成される（**図 7.3.2**）．*ABO* 遺伝子産物である A，B 糖転移酵素は土台の H 抗原に A 型物質の N-アセチルガラクトサミン（GalNAc）または B 型物質の D-ガラクトース（Gal）の付加を触媒する糖転移酵素である．

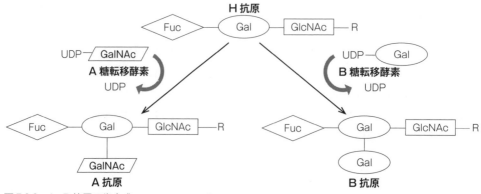

図 7.3.2 A，B 抗原の生合成
Fuc：フコース，Gal：D-ガラクトース，GlcNAc：N-アセチルグルコサミン，UDP：ウリジンニリン酸，GalNAc：N-アセチルガラクトサミン．R は側鎖を表す．

フロー
チャート

▮▮ 準備するもの

検　体	被検者血漿（血清）
機器・機材	凝集判定用遠心機，恒温槽，試験管，スポイト
試　薬	50％ O 型赤血球浮遊液（基質として使用），抗 A または抗 B 試薬，転移酵素試薬

▮▮ 糖転移酵素活性測定の手順

　A 糖転移酵素は，試験管内に O 型赤血球と A 型基質である UDP-GalNAc（UDP；uridine diphosphate）および被検者血漿（血清）を加えて加温し，被検者血漿（血清）中に A 糖転移酵素（A-Tf）が存在すれば，O 型赤血球が A 型赤血球に転換される．同様に B 糖転移酵素は，試験管内に O 型赤血球と B 型基質である UDP-Gal および被検者血漿（血清）を加えて加温すると，被検者血漿中に B 糖転移酵素（B-Tf）が存在すれば，O 型赤血球が B 型赤血球に転換される．抗 A 試薬または抗 B 試薬を用いて転換された A または B 型赤血球の被凝集価測定を行い，被凝集価から糖転移酵素活性を測定する．

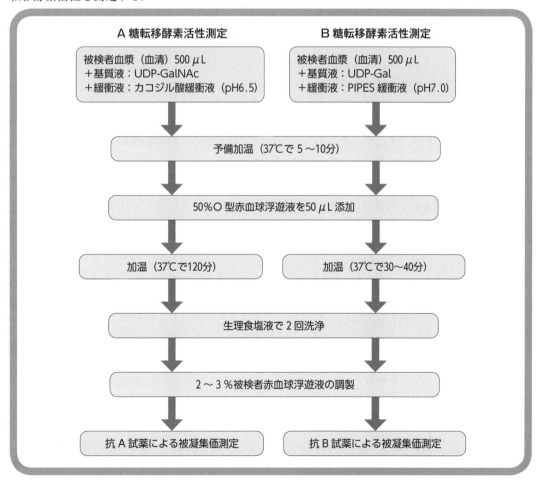

検査の注意点

・糖転移酵素測定用試薬がキット化された市販品試薬（ガルサーブ®AB）がある.

・被検者血漿（血清）中に高力価の冷式自己抗体（抗 I または抗 HI）が存在する場合，被検者血漿（血清）と基質である O 型赤血球を混和した際に凝集反応を呈する場合がある. そのような検体では測定前に抗 I または抗 HI を O 型赤血球で吸着・除去した血漿（血清）を用いる必要がある.

・基質として用いる O 型赤血球は数本プールして使用することが望ましい（H 抗原量のばらつきを防ぐため）.

結果と解釈

　亜型の多くは，*ABO* 遺伝子のエキソン内（エキソン 6 またはエキソン 7）やスプライシング部位の一塩基置換が多く，その他に塩基欠失や挿入による変異がある. エキソン 6 またはエキソン 7 内に一塩基置換がある場合，血漿（血清）中の糖転移酵素活性は認められない. A_2，A_3，A_x，A_{e1}，B_3，B_x，B_{e1} の多くは一塩基置換が原因であることが多く，血漿（血清）中の糖転移酵素は通常認められない. ただし，一部の A_3，B_3 では活性を認める例もある[10]. また，赤血球の抗原量と血漿（血清）中の糖転移酵素活性は相関しない[6].

7.4　唾液による凝集抑制試験

目　的

　唾液中には赤血球の ABO 血液型と同じ型物質が含まれているが，型物質の分泌量が多い個体，少量の個体がある. 前者を分泌型，後者を非分泌型とよんでいる. 分泌型，非分泌型というよび方は唾液中の ABH 型物質について使われる用語である. A 型分泌型の唾液中には A と H 型物質が，B 型は B と H 型物質が，O 型は H 型物質のみ存在する. 唾液中の型物質を検査することで赤血球以外の試料から血液型を推定する.

原　理

　通常，唾液中の型物質を調べる検査は，被検者唾液を生理食塩液で 2 倍連続した希釈系列を 3 系列作製し，それぞれの系列に適度に希釈調製（抗体価が 16 倍程度）した抗体試薬（抗 A，抗 B）および抗 H レクチンを一定量加えてしばらく静置する. その後，赤血球試薬として，抗 A を添加した試験管には A_1 赤血球試薬を，抗 B を添加した試験管には B 赤血球試薬を，抗 H を添加した試験管には O 赤血球試薬をそれぞれ加え，よく混ぜた後で遠心判定する. 唾液中の型物質が十分存在している試験管では抗体が消費されているため凝集が起こらず（凝集抑制あり），唾液中の型物質が少ないところ（希釈率の高い試験管）では，抗体が消費されずに残っているため指示赤血球と凝集が起こる. 凝集反応が出ないところは型物質の存在によって抗体が中和され，型物質が存在したという解釈になる. 唾液による凝集抑制試験では添加する抗体価が重要であり，**図 7.4.1** に示すよう

に，抗体価 X で使用した場合は，適度な抗体価といえる．唾液の濃度が濃い部分 **（図 7.4.1 左側）** は抗体が中和されるが，唾液の濃度が薄い部分 **（図 7.4.1 右側）** は中和されていない抗体によって赤血球試薬を加えた際に凝集が起こる．一方，抗体価 Y で使用した場合は，抗体過剰状態であるため，分泌型唾液においても抗体が中和されず，赤血球試薬を加えた後の遠心判定は陽性となり，唾液中の型物質が検出できない．

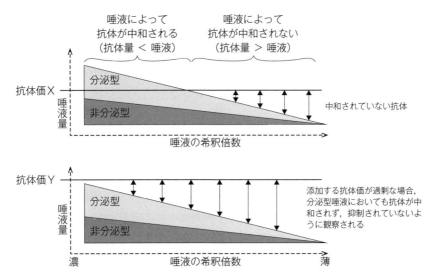

図 7.4.1 唾液の凝集抑制試験の原理
添加する抗体価が適度な例（上），添加する抗体価が過剰な例（下）

▌▌ 準備するもの

検 体	被検者唾液*
機器・機材	凝集判定用遠心機，試験管，煮沸用器具，小試験管，ピペット
試 薬	希釈調製した抗体試薬（抗 A，抗 B 試薬）および抗 H レクチン，指示赤血球（A$_1$，B，O 型の 2 〜 5 ％赤血球浮遊液：ウラ検査用赤血球で代用可能），分泌型唾液（A 型，B 型，O 型）

---

* 市販品の唾液採取用チューブ（サリベット® など）を使用するとよい

唾液中の型物質の検査手順

フロー
チャート

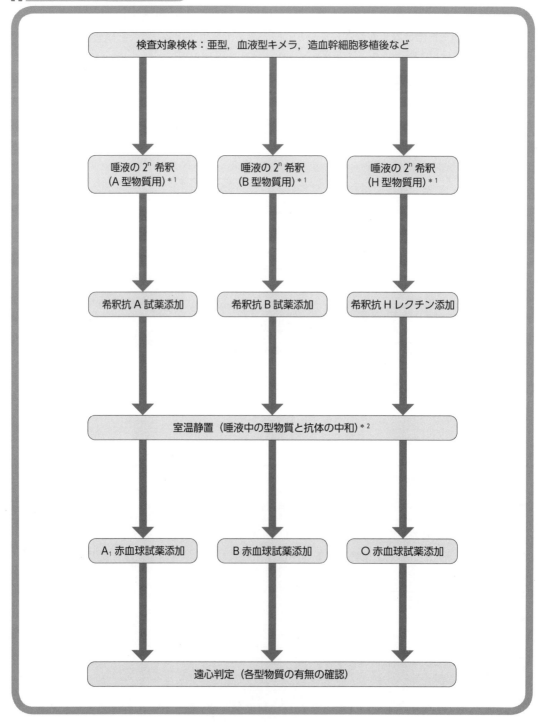

検査対象検体：亜型, 血液型キメラ, 造血幹細胞移植後など

唾液の 2^n 希釈
(A 型物質用)[*1]

唾液の 2^n 希釈
(B 型物質用)[*1]

唾液の 2^n 希釈
(H 型物質用)[*1]

希釈抗 A 試薬添加

希釈抗 B 試薬添加

希釈抗 H レクチン添加

室温静置（唾液中の型物質と抗体の中和)[*2]

A_1 赤血球試薬添加

B 赤血球試薬添加

O 赤血球試薬添加

遠心判定（各型物質の有無の確認）

---

*1 試験管（10本）を使用し，唾液の 2 倍連続希釈液を作製する
*2 室温で20分程度静置する

検査の注意点

・詳細な手順などを確認したい場合は，技術教本などを参考にする[9]．

・非分泌型でもわずかに型物質が存在するが，通常の検査では検出できない場合もある[11, 12]．

・唾液を採取する際には，口をよくすすぎ，市販品の唾液採取用チューブや太い試験管，シャーレなどに自然に流れ出る唾液を3 mL程度採取する．喀痰採取とは異なることに注意する．

・採取した唾液は必ず遠心（3,000rpmで5分程度）し，食物残渣などが入っていない上澄み部分を別の試験管に採取する．

・唾液採取後，沸騰水中で20分程度煮沸することで細菌や型物質を分解する酵素などを不活化できる．煮沸することが困難な場合は，すぐに検査することが望ましい．

7.5 抗A，抗Bによる被凝集価測定

目 的

ABO血液型検査のオモテ検査において，抗Aまたは抗B試薬と弱い反応を示す場合がある．これらの反応態度は抗原量の減弱を示唆するサインである．このような場合，2倍連続希釈した抗Aまたは抗B試薬と被検者赤血球を反応させて，AまたはB抗原の発現の程度を検査し判定の一助とする．

準備するもの

検　体	被検者赤血球
機器・機材	凝集判定用遠心機，小試験管，マイクロピペット
試　薬	2〜5％のA₁，B，A₁B型赤血球浮遊液，抗Aまたは抗B試薬，生理食塩液

抗 A，抗 B による被凝集価測定の手順

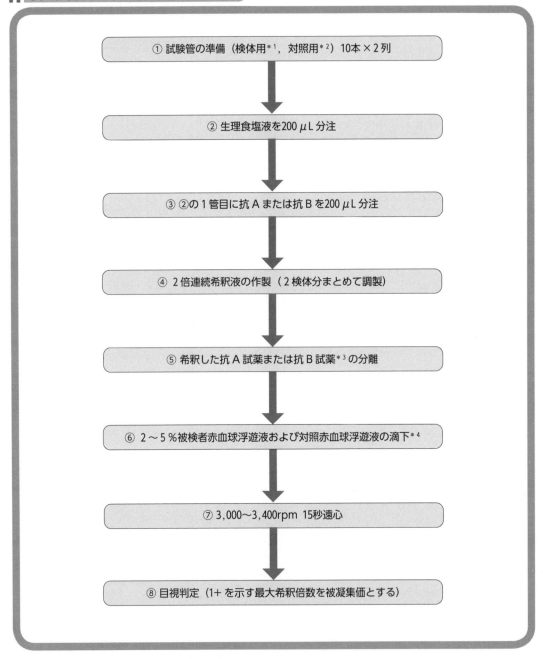

① 試験管の準備（検体用*1，対照用*2）10 本× 2 列

② 生理食塩液を 200 μL 分注

③ ②の 1 管目に抗 A または抗 B を 200 μL 分注

④ 2 倍連続希釈液の作製（2 検体分まとめて調製）

⑤ 希釈した抗 A 試薬または抗 B 試薬*3 の分離

⑥ 2 〜 5 ％被検者赤血球浮遊液および対照赤血球浮遊液の滴下*4

⑦ 3,000〜3,400rpm 15 秒遠心

⑧ 目視判定（1+ を示す最大希釈倍数を被凝集価とする）

* 1 検査対象検体：亜型（A₃，B₃），抗原減弱，血液型キメラなど
* 2 A 亜型が疑われる場合は，A₁ 型赤血球を対照にする．同様に B 亜型の場合は B 型，AB 型の亜型の場合は A₁B 型を対照に実施する
* 3 市販品の抗 A，抗 B 試薬は，亜型との反応性が異なる場合があるため，添付文書などを参考にする
* 4 抗 A または抗 B の希釈系列に 2 〜 5 ％被検者赤血球浮遊液を滴下後，試験管をよく混和し，遠心判定を行うが，反応時間は定義されていない．しかし，検査ごとにばらつきが出ないように各施設内である程度，時間設定を決めておくことが望ましい（たとえば，5 分反応後に遠心判定）

▌ 結果と解釈

　赤血球上の A または B 抗原量が少ない赤血球（亜型や後天的な ABH 抗原減弱など）では，希釈した抗 A または抗 B との被凝集価が低い．一方，被凝集価が通常の表現型と相違なく，背景が濁る場合には血液型キメラなどを疑う **（表 7.5.1，表 7.5.2）**．抗 A または抗 B 試薬を用いた被凝集価測定は特別な機器や試薬を必要とせず，簡便な方法で抗原量を定性的に把握できるため，亜型や血液型キメラなどの鑑別にも有用な亜型検査の一つである[9]．

表 7.5.1　抗 A による被凝集価測定の実例（A₃ 型の例）

	2^1 (×2)	2^2 (×4)	2^3 (×8)	2^4 (×16)	2^5 (×32)	2^6 (×64)	2^7 (×128)	2^8 (×256)	2^9 (×512)	2^{10} (×1,024)	被凝集価
検体 (A₃)	3+	2+	1+	0	0	0	0	0	0	0	8 倍
対照 A₁	4+	4+	4+	4+	4+	4+	4+	3+	1+	0	512 倍

表 7.5.2　抗 A による被凝集価測定の実例（A/O キメラの例）

	2^1 (×2)	2^2 (×4)	2^3 (×8)	2^4 (×16)	2^5 (×32)	2^6 (×64)	2^7 (×128)	2^8 (×256)	2^9 (×512)	2^{10} (×1,024)	被凝集価
検体 (A/O キメラ)	4+mf	4+mf	4+mf	4+mf	4+mf	3+mf	3+mf	2+mf	1+mf	0	512 倍
対照 A₁	4+	4+	4+	4+	4+	4+	3+	3+	1+	0	512 倍

mf：部分凝集

7.6　フローサイトメトリーによる AB 抗原解析

▌ 目　的

　抗 A または抗 B 試薬との反応が弱いまたは背景に濁りを生じている場合や凝集部と非凝集部が混在するような場合には，フローサイトメトリー（FCM）解析により，抗原量の分布を観察する[13~15]．

▌ 原　理

　FCM 解析はフローサイトメーターを用いて，液体に懸濁した細胞（ここでは赤血球）がフローセルを通過する際に，レーザー光を放射させ，検出器で光散乱を蛍光強度として測定する．**図 7.6.1** に示すように，一次抗体（抗 A または抗 B）を一定時間感作し，その後，洗浄して結合しなかった抗 A または抗 B を除去後，FITC（fluorescein isothiocyanate）や PE（phycoerythrin）などの蛍光物質が結合した二次抗体を一次抗体に二次架橋させて，その蛍光強度の違い（一次抗体が多ければ蛍光が強い＝抗原量が多い，少ない場合はその逆になる）を測定し抗原量を調べる．

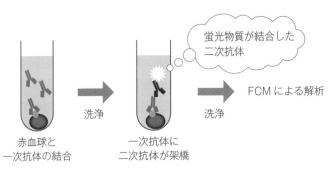

図7.6.1 FCM解析の原理

結果と解釈

　亜型や血液型キメラ，疾患による抗原減弱をFCM解析した際，ある程度特徴的なヒストグラムパターンを示すことが多いが，様々なバリエーションがあることも事実である．そのため，FCM解析のみですべて解決とはいかず，血清学的検査結果と組み合わせて判断の一助とする．

　たとえば，**図7.6.2**に示すように，典型的な亜型（A_3型やB_3型）では，陰性領域にピークがあり，裾の部分が少し広がるパターンが特徴的である．血液型キメラでは，陰性と陽性にピークをもつ二峰性パターンが特徴的である．一方，疾患などによる抗原減弱では，陰性から陽性にかけて様々な抗原量の赤血球集団が分布している幅の広いヒストグラムパターンが特徴である．しかし，抗原減弱パターンも一様ではなく，その病態によって陰性領域の集団が多い検体や一見血液型キメラ様の二峰性に類似したパターンが観察される場合もある．

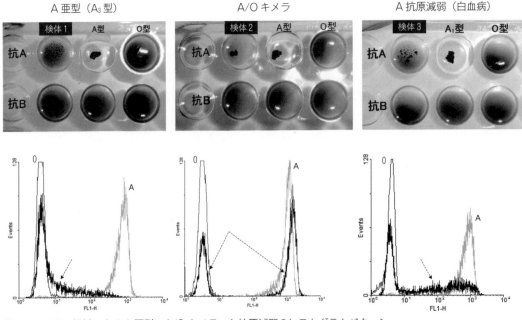

図7.6.2 FCM解析によるA亜型，A/Oキメラ，A抗原減弱のヒストグラムパターン

1. ABO 血液型の遺伝子

ABO 遺伝子は第9染色体長腕にあり, 長さが19.5 kbp で7つのエキソンから構成されている. エキソン6および7がA, B糖転移酵素活性に重要な部分で, *A* 遺伝子 (*ABO**A1.01*) と *B* 遺伝子 (*ABO**B.01*) では7か所の塩基置換があり, そのうち4か所がアミノ酸置換を伴う. AとBの特異性を決定する4か所の塩基は, それぞれ526, 703, 796, 803番目の塩基で, 対応する176, 235, 266, 268番目のアミノ酸が異なっている **(図7.7.1)**. *O* 遺伝子は, *A* 遺伝子と基本構造は同じであるが, 261番目の塩基 (グアニン; G) の欠失によって, 117番目のコドンで終止となるため不完全な蛋白質しか合成されず, 結果として糖転移酵素活性がない.

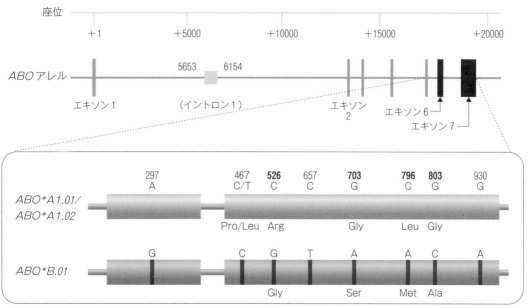

図7.7.1 *ABO* 遺伝子の構造

現在, 国際輸血学会のリストに掲載されている亜型に対応する対立遺伝子 (アレル) は, A亜型に関する既知のアレルだけでも80種類, B亜型に関するアレルだけでも40種類以上が報告されている. これらの変異は主に *ABO* 遺伝子のエキソン6, 7の一塩基置換であり, このほかにもスプライシング部位やイントロン1に存在するエンハンサー領域 (赤血球系細胞に特異的な転写制御領域) の一塩基置換, プロモーター領域の変異なども報告されている[10, 16]. また, 一つの表現型から複数のアレルが検出されているため, ABO 血液型の亜型では遺伝子と表現型が必ずしも1:1の関係にならない. そのため, ABO 亜型の決定は血清学的な所見 (凝集開始時間, 部分凝集の有無, 被凝集価, 血漿中の糖転移酵素活性, 唾液中の型物質の有無など) で分類し, 遺伝子検査は血清学的検査の一助 (裏付け) といった位置付けで実施されている.

一方, 血清学的検査だけでは判定が難しく, 遺伝子検査が有用な例もある. たとえば, 日本人か

ら最も検出頻度が高い B_m 型では99.7%の確率で遺伝子変異部位が合致している[17, 18]．そのため，血清学的検査は前提となるが，遺伝子検査が判定の一助として非常に有用である．また，一つのアレルがAとBの特異性を有する遺伝子を *cisAB* 遺伝子といい，一方のアレルのみで赤血球上に通常のAB型よりも抗原量が少ないA抗原とB抗原を生合成する．*cisAB* 遺伝子は，**表 7.7.1** に示すように後ろ二つのアミノ酸がLeu–Alaの配列となっている．日本人は *ABO*cisAB.01* が大半で，*ABO*cisAB.02* がまれに検出される[19]．*cisAB* 遺伝子が，*O* 遺伝子とヘテロ接合（*cisAB/O*）の際には表現型が $cisA_2B_3$ となり，*A* 遺伝子とヘテロ接合の際（*cisAB/A*）には $cisA_1B_3$ となり，*B* 遺伝子とヘテロ接合（*cisAB/B*）の際には $cisA_2B$ となる．cisAB型が疑われた際，これまでは血縁者の検査が必須であったが，現在では遺伝子検査で対応する遺伝子を確認し判定の一助としている．

表 7.7.1　糖転移酵素の特異性に関与するアミノ酸

アレル型 ＼ アミノ酸番号	176	235	266	268
ABO*A1.01	Arg	Gly	Leu	Gly
ABO*B.01	Gly	Ser	Met	Ala
ABO*cisAB.01	Arg	Gly	Leu	Ala
ABO*cisAB.02	Gly	Ser	Leu	Ala

ABO*cisAB.01 は *ABO*A1.02* アレルがベースで268番目のアミノ酸がアラニン（Ala）に置換，*ABO*cisAB.02* は *ABO*B.01* がベースで266番目のアミノ酸がロイシン（Leu）に置換した配列となっている

参考文献

1) 前田平生，大戸　斉，岡崎　仁（編）：輸血学 改訂第 4 版，中外医学社，2018.

2) 佐藤英洋，他：「赤血球 A・B 抗原減弱血液疾患における I 抗原発現低下：フローサイトメトリー法による血液型鑑別の可能性」，日本輸血細胞治療学会誌，2013；59（3）：p.457-461.

3) 石川怜依奈，他：「A および B 両抗原の減弱がみられた AB 型骨髄異形成症候群の 1 例」，日本輸血細胞治療学会誌，2022；68（3）：p.428-434.

4) 土屋明実，他：「血液型糖転移酵素活性の低下に伴う A・B 抗原の発現減弱」，日本輸血細胞治療学会誌，2021；67（5）：p.529-530.

5) 小林美佳，他：「新生児・乳幼児における ABO 血液型の一致率の解析」，日本輸血細胞治療学会誌，2020；66（4）：p.613-618.

6) 伊藤正一：「遺伝子検査導入の利点と課題」，血液事業，2019；42（1）：p.175-177.

7) 荻山佳洋，他：「O 型個体が保有する IgG 性抗 A（抗 B）及び IgG サブクラス解析」，血液事業，2017；40（2）：p.385.

8) 日髙陽子，他：「カラム凝集法による ABO 血液型うら試験弱反応検体の解析」，日本輸血細胞治療学会誌，2005；51（6）：p.565-570.

9) 丸山美津子：「5.1 亜型検査の進め方」，輸血・移植検査技術教本 第 2 版，p.74-77，日本臨床衛生検査技師会（監修），奥田　誠，川畑絹代，他（編），丸善出版，2023.

10) K Isa, *et al.*："Presence of nucleotide substitutions in the ABO promoter in individuals with phenotypes A3 and B3", Vox Sang, 2016；110（3）：p.285-287.

11) 伊藤正一，他：「B_m 型個体から採取した唾液及び爪資料の ABO 型の検討」，日本輸血細胞治療学会誌，2015；61（6）：p.582.

12) 荻山佳洋，他：「EIA 法を用いたヒト唾液中の型物質量に関する解析」，日本輸血細胞治療学会誌，2009；55（3）：p.423.

13) 加藤栄史：「ABO 亜型検査におけるフローサイトメトリー法の有用性」，Cytometry Research，2017；27（2）：p.25-29.

14) 李　悦子，他：「フローサイトメトリー法による $cisA_2B_3$ 型15例の A，B 抗原量解析，日本輸血細胞治療学会誌，2012；58（3）：p.448-455.

15) 伊藤正一，他：「A_2 型，A_3 型に対応する遺伝子と赤血球 A 抗原量についての解析」，日本輸血細胞治療学会誌，2010；56（5）：p.654-655.

16) Y Takahashi, *et al.*："Presence of nucleotide substitutions in transcriptional regulatory elements such as the erythroid cell-specific enhancer-like element and the ABO promoter in individuals with phenotypes A_3 and B_3, respectively", Vox Sang, 2014；107（2）：p.171-180.

17) K Ogasawara, *et al.*："The B allele with a 5·8 kb deletion in intron 1 of the ABO gene is the major allele in Japanese individuals with Bm and A_1B_m phenotypes", Vox Sang, 2018；113（4）：p.393-396.

18) R Sano, *et al.*："Expression of ABO blood-group genes is dependent upon an erythroid cell −specific regulatory element that is deleted in persons with the B_m phenotype", Blood, 2012；119（22）：p.5301-5310.

19) 伊藤正一，他：「シス AB 型から検出した対立遺伝子と赤血球抗原量に関する解析」，日本輸血細胞治療学会誌，2012；58（4）：p.597.

第 8 章

抗体価測定

8.1 抗体価測定

▌ 目的

抗体価測定は被検者血漿（血清）中の抗体量を測定する半定量法であり，母児間血液型不適合妊娠での IgG 型抗体価のモニタリングや ABO 不適合造血幹細胞移植前後，高力価低親和性（HTLA）不規則抗体の同定，ABO 血液型不適合腎臓移植前後の抗 A，抗 B 抗体価のモニタリングなどに利用される．

目的により，IgG 型抗体，IgM 型抗体それぞれで抗体価を測定する必要がある．目的別の抗体価測定の検査法の選択について，**表 8.1.1** に示す．

表 8.1.1 目的別抗体価測定の検査法の選択

目 的	測定する免疫グロブリンクラス	検査法	使用する被検者血漿（血清）
母児間血液型不適合妊娠	IgG 型抗体	Sal-IAT 法*	スルフヒドリル試薬処理済み
ABO 血液型不適合腎臓移植	IgM 型抗体	Sal 法	未処理
	IgG 型抗体	Sal-IAT 法	スルフヒドリル試薬処理済み

＊ Sal-IAT 法：反応増強剤無添加の間接抗グロブリン試験（37℃で60分）

▌ 準備するもの

検 体	抗凝固剤入りの採血管で採血された血液
機器・機材	凝集判定用遠心機，検体分離用遠心機，試験管，マイクロピペット
試 薬	DTT，抗ヒトグロブリン試薬（多特異抗ヒトグロブリン試薬・抗 IgG 試薬），生理食塩液，当該抗原陽性赤血球（詳細は p.84，8.2 参照），IgG 感作赤血球

◇ コラム ◇　前処理[1]

> IgG 型抗体の抗体価測定を実施する場合，被検者血漿（血清）は，ジチオスレイトール（DTT）や 2-メルカプトエタノール（2-ME）に代表されるスルフヒドリル試薬による前処理が必要となる．DTT や 2-ME は，還元作用により IgM 分子の J 鎖のジスルフィド結合（S–S 結合）を切断する．S–S 結合が切断された IgM 分子は変性するため，IgG 型抗体のみが検出される．前処理の方法を次のページに示す．

抗体価測定の手順

1. 被検者血漿（血清）の0.01M DTT または0.2M 2-ME による前処理方法

(1) スルフヒドリル試薬の有効性確認のため，対照を用意
　　対照：生理食塩液で16～64倍程度に希釈した抗 A 試薬または抗 B 試薬を使用
(2) A_1 赤血球試薬または B 赤血球試薬と反応増強剤無添加の間接抗グロブリン試験を行い，検出感度以下になっていることを確認

検査用
対　照

被検者血漿（血清）1容
0.01M DTT または
0.2M 2-ME 1容

抗 A または抗 B 試薬 1容
0.01M DTT または
0.2M 2-ME 1容

0.01M DTT：37℃で30～60分
0.2M 2-ME：室温で1～2時間
反応中は，時々試験管を混和

2. 抗体価測定の手順

希釈倍数 $2^{*1, 2}$　　4　　　　　　　　2^n

被検者血漿（血清）DTT または 2-ME 処理済み
希釈系列作製　被検者血漿（血清）200 μL
生理食塩液 200 μL

200 μL　200 μL

被検者血漿（血清）

検査用試験管

100 μL　100 μL　100 μL　　　100 μL

2～5％被検者赤血球浮遊液を各試験管に50 μL 加え，混和

反応増強剤無添加の間接抗グロブリン試験（37℃で60分）

生理食塩液で3～4回洗浄

抗ヒトグロブリン試薬：2滴

3,000～3,400rpm 15秒遠心

判　定$^{*3, 4}$

IgG 感作赤血球：1滴（陰性反応を呈した試験管のみ）

3,000～3,400rpm 15秒遠心

凝集を確認（凝集しない場合は検査は無効）

〔日髙陽子：「5.2 抗体価測定」，輸血・移植検査技術教本 第2版，p.78-81，日本臨床衛生検査技師会（監修），奥田　誠，川畑絹代，他（編）丸善出版，2023. より作成〕

＊1　0.01M DTT，0.2M 2-ME 処理を行った場合，被検者検体は2倍希釈されていることに注意する
＊2　キャリーオーバーによる測定誤差を防止するため，希釈系列を作製する際は，希釈系列作製用と検査用の2系列の試験管を準備する．また，ピペットチップは，希釈ごとに交換するのが望ましい
＊3　判定は希釈倍数の高い方から行う
＊4　抗体価は，1＋の凝集を示す最大希釈倍数とする

▌▌ 検査の注意点

1．検査後の被検者血漿（血清）について

・妊婦で抗体価をモニタリングする場合は，残った被検者血漿（血清）は，再検査のため−20℃以下で凍結保存することが望ましい．

・検査者間の力量や使用する赤血球試薬の抗原性などによって生じる誤差を考慮し，前回の測定に用いた被検者検体（凍結保存）を同時に測定するよう心がける[2]．

2．その他

・抗体価の推移や施設間での抗体価を比較する場合は，測定方法を統一することに努める．近年はカラム凝集法を用いて抗体価測定を実施している場合もあるため，とくに，施設間での抗体価を比較する場合は，当該施設の抗体価測定方法を確認しておくことも重要である．

・抗体価は希釈操作や判定の個人差により誤差が生じやすい．よって，施設で標準作業手順書（SOP）などのマニュアルを作成し，可能な限り検査者による誤差が少なくなるような検査体制の構築が大切である．

▌▌ 結果と解釈

1．凝集価（スコア）

・反応強度に数値をつけて，凝集の強さ（凝集価（スコア））の和を求めることができる **(表8.1.2)**．

・HTLA抗体は，弱い凝集が高い希釈倍数でも認められるため抗体価は高いが，凝集が弱いため凝集価（スコア）は低い．したがって，凝集価（スコア）は，HTLA抗体の推測に役立つ．

表8.1.2　反応強度と凝集価（スコア）

反応強度	4+	3+	2+	1+	w+	0
凝集価（スコア）	12	10	8	5	2	0

反応強度に，凝集価（スコア）が定められている．抗体価測定では，抗体価と凝集価（スコア）で結果を評価することができる．

2．結果報告

表8.1.3　抗体価測定の結果例

検出抗体	試　料	検査法	希釈倍数					抗体価	凝集価（スコア）
			×2	×4	×8	×16	×32		
IgM型抗体	被検者血漿（血清）＋生理食塩液（対照）	Sal法	3+	2+	1+	w+	0	×8	
			10	8	5	2	0		25
IgG型抗体	被検者血漿（血清）＋0.01M DTT/0.2M 2-ME	Sal-IAT	2+	1+	w+	0	0	×4	
			8	5	2	0	0		15

表8.1.3に，IgG型抗体，IgM型抗体の抗体価測定結果の例を示す．

表8.1.3の場合，まず，抗体価は1+の凝集を示す最大希釈倍数とすることから，IgM型抗体：8倍，IgG型抗体：4倍となる（網かけ部分）．また，凝集価（スコア）は，**表8.1.2**より，各希

釈倍数の反応強度に合わせて凝集価（スコア）を求め，その和を計算するとIgM型抗体：25，IgG型抗体：15となる．

3．解釈

・ABO血液型母児間血液型不適合妊娠が疑われる症例では，母親のIgG型抗A，抗Bの抗体価が512倍以上のとき，胎児・新生児溶血性疾患（HDFN）のリスクが高い[2]．

・通常抗D免疫グロブリン（RhIg）を予防的に投与されたD陰性妊婦では，抗体価4倍未満である．4倍以上の場合は，児のD陽性の赤血球により感作された可能性があり，継続的に抗体価のモニタリングを実施する（**表8.1.4**）．

・抗Dを保有する妊婦の抗体価が16倍以上となった場合，HDFNのリスクが高まると考えられている[2]．

表8.1.4 妊婦における抗体価測定のタイミング

検査	対象	タイミング
抗体価 （IgG型抗体）測定	HDFNを発症する可能性のある 不規則抗体を同定後*	不規則抗体検出時〜妊娠28週：4週ごと， 妊娠後期（妊娠28週以降）：4週ごと（および必要時）

＊ 抗D，抗E，抗c，抗C，抗e，抗Rh17，抗Di[a]，抗Di[b]，抗M（IgG），抗Jr[a]，抗Fy[a]，抗K，抗kなど

〔板倉敦夫，他（編）：「A．妊娠の管理」，産婦人科診療ガイドライン産科編2020，p.36-42，日本産科婦人科学会，2020. https://www.jsog.or.jp/activity/pdf/gl_sanka_2020.pdf より作成〕

8.2 使用する赤血球の選択[1]

当該抗原陽性のホモ接合体もしくはヘテロ接合体の赤血球は，目的に応じて以下のとおり選択する．

1．溶血性輸血反応（HTR）が疑われる場合

臨床的意義のある不規則抗体が同定された場合，その抗体が量的効果を示す抗原に対する抗体を保有するときは，当該抗原陽性のホモ接合体の赤血球を選択することが望ましい．

2．母児間血液型不適合妊娠が疑われる場合

・妊婦では，原則，当該抗原が児と同じヘテロ接合体の赤血球を使用する．

・抗体価のモニタリングを実施する際は，その推移を可能な限り正確に把握するために，毎回同じ表現型の赤血球を使用する．

・妊婦の抗 D 抗体価測定には，R_1r（D＋C＋c＋E－e＋）赤血球が望ましいが，入手が容易な R_2R_2（D＋C－c＋E＋e－）などでも代用できる．

参考文献

1) 日髙陽子：「5.2　抗体価測定」，輸血・移植検査技術教本　第 2 版，p.78-81，日本臨床衛生検査技師会（監修），奥田　誠，川畑絹代，他（編），丸善出版，2023.
2) 板倉敦夫，他（編）：「A．妊娠の管理」，産婦人科診療ガイドライン産科編 2020，p.36-42，日本産科婦人科学会，2020．https://www.jsog.or.jp/activity/pdf/gl_sanka_2020.pdf

第 **9** 章

予期せぬ反応への対処

9.1 輸血検査の予期せぬ反応への対処

予期せぬ反応とは，ABO・RhD 血液型検査，不規則抗体検査，交差適合試験，直接抗グロブリン試験（DAT）などにおいて，通常の期待される結果と異なる反応のことである．これら，予期せぬ反応を認めた場合，**図 9.1.1** に従い問題解決へと進む．また，ABO 血液型検査における主な予期せぬ反応を**図 9.1.2** にまとめた．

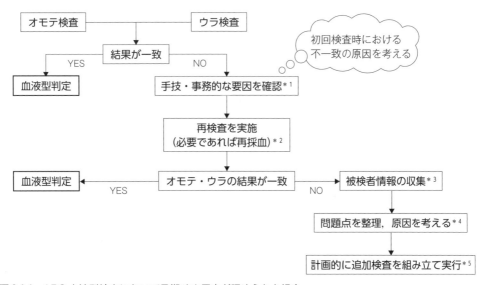

図 9.1.1　ABO 血液型検査において予期せぬ反応が認められた場合

＊1　被検者検体や試薬などの入れ忘れ・入れ間違い，試薬の有効期限，試薬の用法用量，被検者赤血球浮遊液の濃度，反応温度，反応時間，遠心条件，結果の記入・入力間違い，遠心機や器具の正しい使用方法を確認する．

＊2　再検査を実施する際は，当日もしくは，これまでの精度管理の結果を参考に進める．また，必ず元検体から検査を実施し，被検者赤血球浮遊液は新しく調製する．

＊3　年齢・性別・病名・病歴・治療法・家族歴・双生児の有無・輸血歴・妊娠歴・投与薬剤・ほかの臨床検査結果などの被検者情報を収集する．

＊4　ABO 血液型判定においては，赤血球側（オモテ検査に関わる），血漿側（ウラ検査に関わる）どちらに問題があるかを考えていく．不規則抗体の保有者については，凝集の強さ，反応温度域，特異性，自己対照の反応などを参考に，抗体を同定し，予期せぬ反応の原因を判断する．

＊5　予期せぬ反応を認めた際，迅速かつ適切で安全な輸血医療を提供するために精査を行う必要がある．自施設における限られた試薬・検体量，そして検査所要時間を勘案し追加検査を組み立て実行する．

フロー
チャート

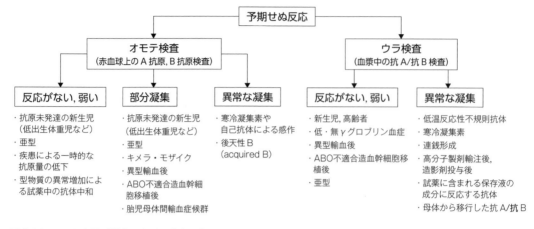

図 9.1.2　ABO 血液型検査における主な予期せぬ反応

〔井手大輔：「PART 01 血液型検査」，輸血検査 苦手克服 BOOK，p.1335，奥田　誠（監修），医歯薬出版，2020. より作成〕

9.1.1　赤血球側に問題がある場合

1．異常な凝集

（1）寒冷凝集素を含む冷式自己抗体（主に IgM 型抗体）の感作

1）37℃温生理食塩液による洗浄

■ **37℃温生理食塩液による洗浄手順**

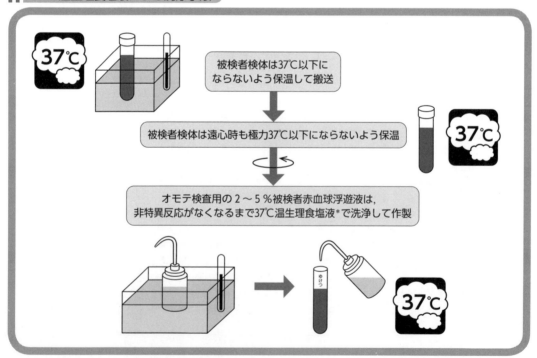

＊　生理食塩液だけでなく試験管・スポイトを含む器具なども加温し，検査に使用するとよい．また，試薬に関しては，冷蔵庫
　から出した直後の状態で使用することは避け，室温に戻し使用する

フロー
チャート

2) DTT（ジチオスレイトール）を用いた赤血球からの抗体解離法

▌▌原理・臨床的意義

0.01M DTT 処理により，蛋白質の 3 次元構造が阻害され抗原活性を失うことで，それまで反応していた抗体と結合できなくなる．「37℃温生理食塩液による洗浄」の処理で判定が困難な場合でも，0.01M DTT で処理することにより，血液型抗原の判定が可能になる場合がある．ただし，Kell 抗原の一部が変性する可能性があるので注意が必要である．

▌▌DTT を用いた赤血球からの抗体解離の手順

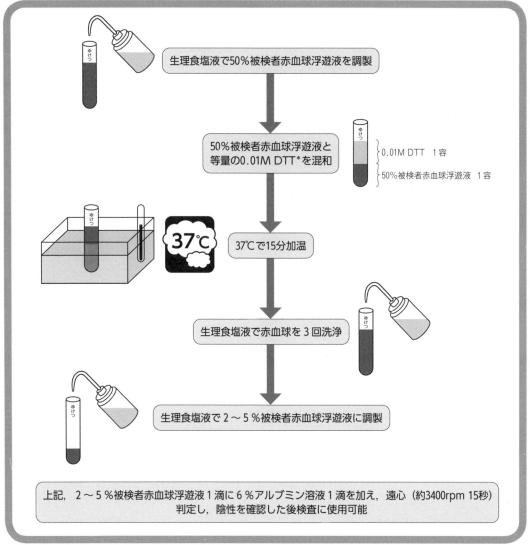

生理食塩液で50％被検者赤血球浮遊液を調製

50％被検者赤血球浮遊液と等量の0.01M DTT*を混和

0.01M DTT　1 容

50％被検者赤血球浮遊液　1 容

37℃で15分加温

生理食塩液で赤血球を 3 回洗浄

生理食塩液で 2 〜 5 ％被検者赤血球浮遊液に調製

上記，2 〜 5 ％被検者赤血球浮遊液 1 滴に 6 ％アルブミン溶液 1 滴を加え，遠心（約3400rpm 15秒）判定し，陰性を確認した後検査に使用可能

〔CS Cohn, *et al.*：Technical manual methods and appendices 20th edition, AABB, 2020より作成〕

＊ 0.01M DTT の調製法は，p.94参照

（2）IgG 型温式自己抗体の感作

　比較的遭遇しやすい事例として，赤血球に自己抗体が感作し，正しい血液型判定ができない場合がある．そのような場合は，赤血球に結合した抗体を解離させた後，血液型検査を実施する必要がある．

　対処：抗体解離試験には数種類の方法があり，抗体の性質に応じて選択する必要がある．本項ではグリシン・塩酸 /EDTA 解離法を，1）赤血球を使用する場合と 2）赤血球から解離した抗体を使用する場合に分けて紹介する．

▎▎原理・臨床的意義

　酸性下で抗原抗体反応の平衡状態を解離する方向にシフトさせることで，赤血球に感作した抗体を解離させる方法である．主に IgG 型抗体の解離に利用される．

酸解離試験の手順

1）赤血球を使用する場合[1]

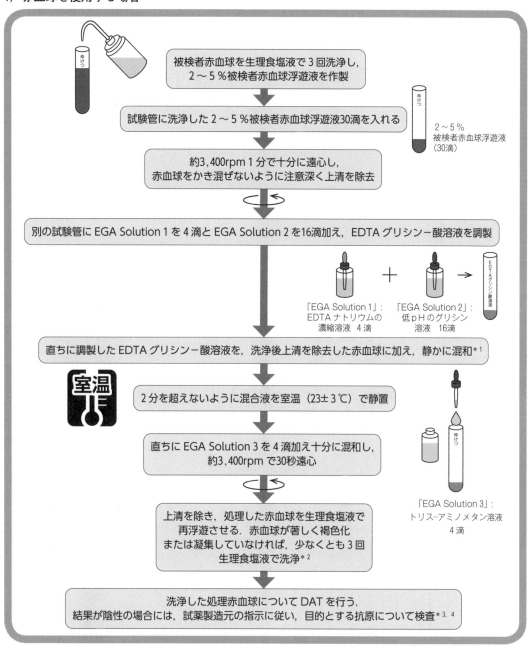

被検者赤血球を生理食塩液で 3 回洗浄し，
2 ～ 5 ％被検者赤血球浮遊液を作製

試験管に洗浄した 2 ～ 5 ％被検者赤血球浮遊液30滴を入れる

2 ～ 5 ％
被検者赤血球浮遊液
（30滴）

約3,400rpm 1 分で十分に遠心し，
赤血球をかき混ぜないように注意深く上清を除去

別の試験管に EGA Solution 1 を 4 滴と EGA Solution 2 を16滴加え，EDTA グリシン−酸溶液を調製

「EGA Solution 1」：
EDTA ナトリウムの
濃縮溶液 4 滴

「EGA Solution 2」：
低 pH のグリシン
溶液 16滴

直ちに調製した EDTA グリシン−酸溶液を，洗浄後上清を除去した赤血球に加え，静かに混和[*1]

室温

2 分を超えないように混合液を室温（23± 3 ℃）で静置

直ちに EGA Solution 3 を 4 滴加え十分に混和し，
約3,400rpm で30秒遠心

「EGA Solution 3」：
トリス−アミノメタン溶液
4 滴

上清を除き，処理した赤血球を生理食塩液で
再浮遊させる．赤血球が著しく褐色化
または凝集していなければ，少なくとも 3 回
生理食塩液で洗浄[*2]

洗浄した処理赤血球について DAT を行う．
結果が陰性の場合には，試薬製造元の指示に従い，目的とする抗原について検査[*3, 4]

＊1 赤血球がこの処理により著しく褐色化または凝集した場合には，血球の凝集や顕著な褐色化が認められなくなるまで，処理時間を（15秒刻みで）短縮する必要がある

＊2 処理した血球から除去された上清には解離された抗体が含まれるが，これはかなり希釈されている．したがって，これを溶出液として取り扱う（すなわち感作している抗体の特異性決定に使用する）ことは推奨できないとされている

＊3 EGA 処理した赤血球は放置により溶血が増加する傾向が見られる．したがって，赤血球洗浄から抗原検査までに時間が空く場合は，使用前に再洗浄が必要となることがある

＊4 1 回の処理後に処理した赤血球が DAT 陽性を示す場合には，処理を繰り返すことができるが，1 回を超えて繰り返すことはできない．さらに酸性条件にさらされた場合，赤血球膜に不可逆性の損傷が起こることがある

2）赤血球から解離した抗体を使用する場合[2]

フロー
チャート

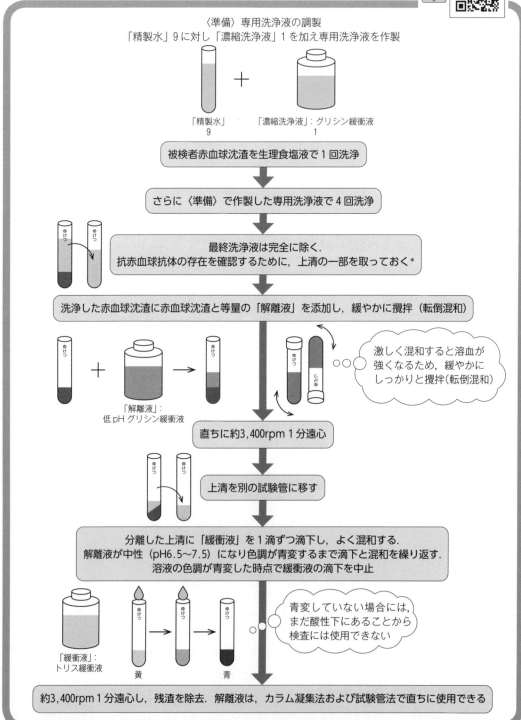

〈準備〉専用洗浄液の調製
「精製水」9 に対し「濃縮洗浄液」1 を加え専用洗浄液を作製

「精製水」
9

「濃縮洗浄液」：グリシン緩衝液
1

被検者赤血球沈渣を生理食塩液で 1 回洗浄

さらに〈準備〉で作製した専用洗浄液で 4 回洗浄

最終洗浄液は完全に除く．
抗赤血球抗体の存在を確認するために，上清の一部を取っておく＊

洗浄した赤血球沈渣に赤血球沈渣と等量の「解離液」を添加し，緩やかに攪拌（転倒混和）

「解離液」：
低 pH グリシン緩衝液

激しく混和すると溶血が
強くなるため，緩やかに
しっかりと攪拌（転倒混和）

直ちに約 3,400rpm 1 分遠心

上清を別の試験管に移す

分離した上清に「緩衝液」を 1 滴ずつ滴下し，よく混和する．
解離液が中性（pH6.5〜7.5）になり色調が青変するまで滴下と混和を繰り返す．
溶液の色調が青変した時点で緩衝液の滴下を中止

「緩衝液」：
トリス緩衝液

黄　　　　　青

青変していない場合には，
まだ酸性下にあることから
検査には使用できない

約 3,400rpm 1 分遠心し，残渣を除去．解離液は，カラム凝集法および試験管法で直ちに使用できる

＊　分取した最終洗浄液を陰性対照として同時に検査する（最終洗浄液による試験が凝集を示した場合，洗浄不十分が疑われる）

9.1.2 血漿側に問題がある場合

1. ウラ検査の反応がない，弱い

新生児，高齢者，低・無γグロブリン血症，異型輸血後，ABO 不適合造血幹細胞移植後，亜型などが考えられる．ウラ検査の反応を増強させる方法としては，（1）反応時間の延長や（2）血漿の増量がある．

（1）反応時間の延長[*1]

直後判定でウラ検査の凝集減弱が観察された際，10〜15分静置後再び遠心判定する．

さらに，反応温度を室温ではなく，冷蔵庫で5分程度静置後判定することも有効な場合がある．

（2）血漿の増量[*2]

2〜5%被検者赤血球浮遊液に対し，ウラ検査に使用する血漿を3〜4滴ほど加えよく混和後遠心判定する．

2. 異常な凝集

（1）低温反応性不規則抗体

ウラ検査において，不規則抗体による A_1 や B 赤血球試薬の凝集の影響で予期せぬ反応を呈する場合がある．主に，低温反応性の抗 M，抗 N，抗 Le^a，抗 Le^b，抗 P1 などの影響が考えられる．

対処：低温反応性抗体によるウラ検査への影響を避ける方法として，対応抗原陰性の A_1，B 赤血球試薬を用いる．抗 P1，抗 I，抗 Lewis などに関しては，可溶性抗原（型物質）による抗体中和が可能であり，市販品として入手することができる．また，酵素処理したウラ赤血球試薬を使用することにより，MN 抗原が破壊されるため，抗 M，抗 N などの影響がなくウラ検査が実施できる．

（2）寒冷凝集素

寒冷凝集素（冷式自己抗体）が，非特異的に赤血球を凝集させることにより，ウラ検査や不規則抗体スクリーニングにおける生理食塩液法（Sal 法）での判定が困難になることがある．

対処：自己赤血球で寒冷凝集素を吸着し，吸着後上清を用いてウラ検査などを実施する．以下に，1）寒冷凝集素を吸着・除去する方法と，2）寒冷凝集素自体を変性させる方法に分けて記載する．

[*1] 室温・冷蔵庫静置後に再遠心する際は，よく混和し遠心判定する．また，寒冷凝集素を引きずることもあるため，対照赤血球（自己，O 型）も同時に検査することが重要である

[*2] 抗体の量を増やし反応を増強させる方法だが，抗原抗体反応には最適比があり，抗体に対する相対的抗原濃度が適切でなければ凝集反応は抑制されてしまうことに注意が必要である（抗体過剰状態であると前地帯現象を生じる可能性がある）

1）寒冷凝集素を吸着・除去する方法
①自己赤血球吸着法（O型赤血球吸着法）

フロー
チャート

▌▌ 臨床的意義

　自己赤血球吸着法は，自己赤血球に寒冷凝集素を吸着・除去させることで，ウラ検査における抗A/抗Bの有無を確認することができる．

▌▌ 自己赤血球吸着法（O型赤血球吸着法）の手順

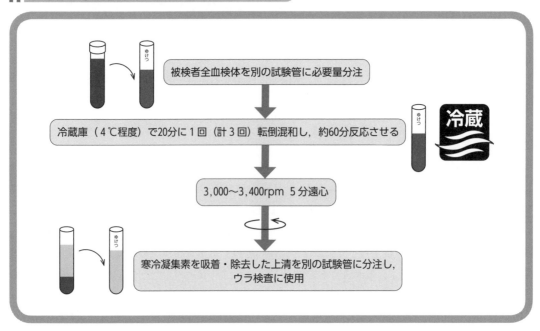

被検者全血検体を別の試験管に必要量分注

冷蔵庫（4℃程度）で20分に1回（計3回）転倒混和し，約60分反応させる

冷蔵

3,000〜3,400rpm 5分遠心

寒冷凝集素を吸着・除去した上清を別の試験管に分注し，ウラ検査に使用

②酵素処理した自己赤血球吸着法
▌▌ 原理・臨床的意義

　自己赤血球を酵素処理すると赤血球膜上の抗原が露出し寒冷凝集素との結合力が強くなる．
　酵素処理自己赤血球で4℃程度60分の吸着操作を実施することによって，一般的な自己赤血球吸着法と比較し，より寒冷凝集素の影響を回避できるようになる．

▌▌ 酵素処理した自己赤血球吸着の手順*

フロー
チャート

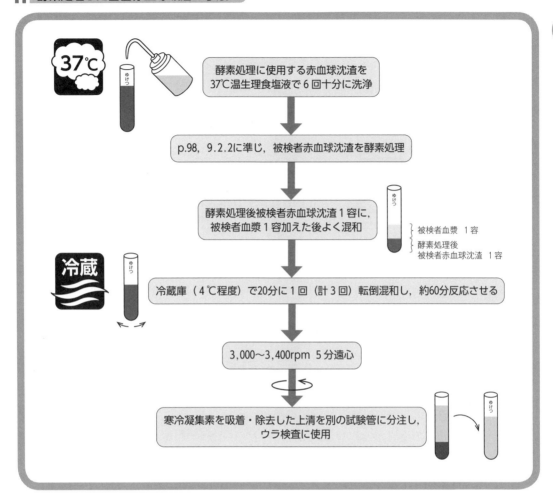

酵素処理に使用する赤血球沈渣を
37℃温生理食塩液で6回十分に洗浄

p.98, 9.2.2に準じ, 被検者赤血球沈渣を酵素処理

酵素処理後被検者赤血球沈渣1容に,
被検者血漿1容加えた後よく混和

被検者血漿 1容
酵素処理後
被検者赤血球沈渣 1容

冷蔵庫(4℃程度)で20分に1回(計3回)転倒混和し, 約60分反応させる

3,000〜3,400rpm 5分遠心

寒冷凝集素を吸着・除去した上清を別の試験管に分注し,
ウラ検査に使用

2) 寒冷凝集素自体を変性させる方法(スルフヒドリル試薬による処理)*

▌▌ 原理・臨床的意義

　抗体価が高い寒冷凝集素などでは, Sal法だけで凝集を認めるだけでなく, 間接抗グロブリン試験(IAT)に干渉を及ぼす場合がある. その際は, 反応増強剤無添加のIATが有効だが, スルフヒドリル試薬〔(0.01M DTTや0.2M 2-メルカプトエタノール(2-ME)〕を使用することで, IgM型抗体の活性を変性させた血漿を用いて寒冷凝集素の影響を回避することができる. また, 強い寒冷凝集素が認められる場合, IATにおいて多特異抗グロブリン試薬を用いると, 低温反応性IgM型抗体に伴って赤血球に結合した補体の影響で陽性になってしまうことがあるので注意する.

＊ 寒冷凝集素吸着試薬として市販されているキットもある

フロー
チャート

▌▌ 0.01 M DTT の調製と処理の手順[*1]

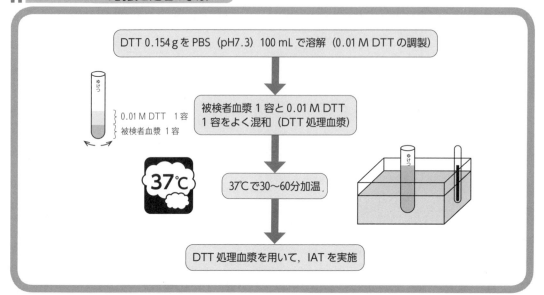

DTT 0.154 g を PBS（pH7.3）100 mL で溶解（0.01 M DTT の調製）

↓

被検者血漿 1 容と 0.01 M DTT 1 容をよく混和（DTT 処理血漿）

0.01 M DTT　1 容
被検者血漿　1 容

37℃

↓

37℃で30～60分加温

↓

DTT 処理血漿を用いて，IAT を実施

▌▌ 0.2 M 2-ME の調製と処理の手順[*1]

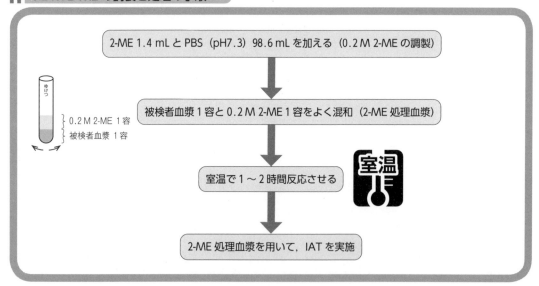

2-ME 1.4 mL と PBS（pH7.3）98.6 mL を加える（0.2 M 2-ME の調製）

↓

被検者血漿 1 容と 0.2 M 2-ME 1 容をよく混和（2-ME 処理血漿）

0.2 M 2-ME 1 容
被検者血漿 1 容

↓

室温で 1 ～ 2 時間反応させる

室温

↓

2-ME 処理血漿を用いて，IAT を実施

（3）連銭形成，高分子製剤輸注後，造影剤投与後

　高蛋白血症[*2]，アルブミン・グロブリン比（A/G 比）の異常，高分子血漿増量剤などの投与などにより，膠質状態に変調をきたし肉眼的に凝集しているように観察される形態を連銭形成とよぶ.

---

*1　血漿は 2 倍に希釈されていることに注意し，検査結果を評価する. 0.01M DTT を使用する際は，ゲル化して使用できなくなる可能性があるため，適正な濃度や反応時間を遵守し，検査を実施する

1）生理食塩液置換法

■■ 原理・臨床的意義

　粘調性のある血漿を生理食塩液に置換することで凝集形態を緩和し，抗原抗体反応のみとしての凝集を評価する方法である．

フロー
チャート

■■ 生理食塩液置換法の手順

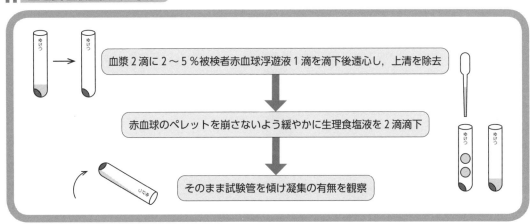

血漿2滴に2〜5％被検者赤血球浮遊液1滴を滴下後遠心し，上清を除去

赤血球のペレットを崩さないよう緩やかに生理食塩液を2滴滴下

そのまま試験管を傾け凝集の有無を観察

（4）試薬に含まれる保存液の成分に反応する抗体

　赤血球試薬には，長期保存あるいは微生物の増殖を防止するために抗菌剤などが加えられている．まれに，これら薬剤に対する抗体を保有する被検者血漿では，赤血球試薬と非特異的な凝集を認めることがある．被検者側と検査試薬側に分けて，非特異的な予期せぬ反応を**図9.1.3**にまとめた．

　対処：試薬に含まれる保存液の成分に反応する抗体の多くは室温で反応するものであり，赤血球試薬を生理食塩液で洗浄し使用することで解決できる．また，血清試薬においては，別の反応増強剤の選択や反応増強剤無添加のIATを実施することが必要である．

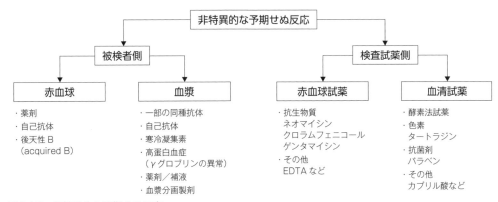

非特異的な予期せぬ反応

被検者側　　　　　　　　　検査試薬側

| 赤血球 | 血漿 | 赤血球試薬 | 血清試薬 |

・薬剤
・自己抗体
・後天性B
　（acquired B）

・一部の同種抗体
・自己抗体
・寒冷凝集素
・高蛋白血症
　（γグロブリンの異常）
・薬剤／補液
・血漿分画製剤

・抗生物質
　ネオマイシン
　クロラムフェニコール
　ゲンタマイシン
・その他
　EDTAなど

・酵素法試薬
・色素
　タートラジン
・抗菌剤
　パラベン
・その他
　カプリル酸など

図9.1.3　非特異的な予期せぬ反応

＊2　高蛋白血症患者でもDAT陽性となることがある．免疫グロブリン値が3.4 g/dL以上になると75％の割合でDAT陽性になるとの報告[3]がある．この場合，吸着解離試験を実施しても赤血球に対する反応性を認めないことが多い

(5) 母体から移行した抗 A/抗 B

　胎児・新生児において，母親由来の抗 A や抗 B が移行した場合，ウラ検査を実施すると予期せぬ反応を認めることがある．

9.2　自己抗体吸着法

■ 目　的

　被検者血漿（血清）中に強い自己抗体が存在する場合，同種抗体の検索や，交差適合試験において臨床的意義のある同種抗体検出の障害となる．不規則抗体検査や交差適合試験に用いるには被検者血漿（血清）中の自己抗体の吸着・除去が必要である．

　自己抗体吸着法には，PEG 吸着と ZZAP 処理法がある．

　PEG 吸着では，ポリエチレングリコール溶液（PEG 溶液）は比較的安価で入手しやすく，吸着に自己赤血球を用いる場合は洗浄操作など前処理も不要で，操作も短時間であるため日常検査に取り入れやすい．また吸着時の温度を 4℃ にすることで，冷式自己抗体の吸着にも使用できる．一方，ZZAP 処理法は，赤血球膜上の抗体を ZZAP 試薬で解離したうえで自己抗体を吸着する方法で，PEG 吸着と同等の吸着効果が得られ，IgG 型抗体，IgM 型抗体とも解離することが可能である．寒冷凝集素の解離もできるため，どちらの吸着にも使用することができる．

■ 検査の注意点

1．吸着に自己赤血球を用いる場合

　自己抗体の吸着には，検出すべき（臨床的意義のある）同種抗体を吸着・除去してしまうリスクを避けるため，自己赤血球を用いることが望ましい．しかし，同種赤血球製剤の輸血歴がある場合，同種赤血球が混在するため被検者血漿（血清）中に存在する臨床的意義のある同種抗体を吸着・除去してしまう恐れがある．そのため，輸血歴のある被検者の場合，自己赤血球を吸着に用いることはできない．輸血歴は過去 3 か月以内を目安とし，その場合は同種赤血球での吸着を検討する．また，十分な自己赤血球量が確保できない場合も同種赤血球を用いることを検討せざるを得ない．

　自己赤血球で吸着する場合でも，直接抗グロブリン試験（DAT）が強陽性で赤血球表面に多くの自己抗体が結合している場合はそれ以上の吸着効果が見込めない場合がある．冷式自己抗体の場合は37℃温生理食塩液で洗浄を行うことで赤血球膜上から自己抗体をある程度解離できる．赤血球膜上の自己抗体を解離し，解離後の自己赤血球を吸着に使用する場合は ZZAP 処理法，クロロキンニリン酸による解離，グリシン・塩酸/EDTA 解離法などを行い，DAT を弱陽性または陰性化した自己赤血球を吸着に用いる．

2．吸着に同種赤血球を用いる場合

　被検者の Rh，Kidd 血液型が既知であれば，被検者と同じ表現型の赤血球を用いる（蒙古系人種

で重要となる Diego 血液型にも配慮できればなおよい）.

　Rh 表現型のみ既知の場合は，Rh 表現型が被検者と同じものを選択し可能であれば，Jk(a-)，Jk(b-) 赤血球をそれぞれ用いて吸着することで，Kidd 抗原に対する同種抗体の有無も確認できる[4].

　また，同種赤血球を用いた場合は高頻度抗原に対する抗体も吸着してしまうことに留意する.

フロー
チャート

9.2.1　PEG 吸着

▍目　的

　ポリエチレングリコール溶液（PEG 溶液）による脱水効果で赤血球表面や反応溶液中の水分子が除去され，赤血球抗原と抗体との結合が促進される.

　吸着時の温度を 4℃にすることで，冷式自己抗体の吸着にも使用できる.

▍準備するもの

検　体	自己赤血球（または同種赤血球*），被検者血漿（血清）
機器・機材	凝集判定用遠心機，検体分離用遠心機，恒温槽，試験管，スポイト
試　薬	PEG 溶液，生理食塩液

▍PEG 吸着の手順

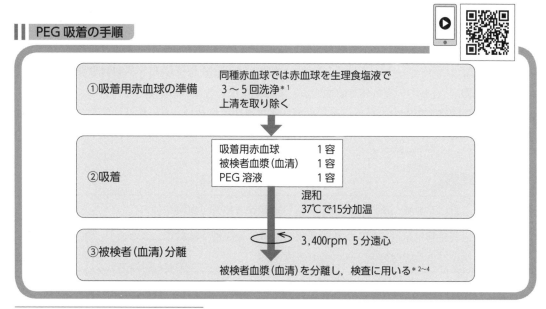

```
①吸着用赤血球の準備    同種赤血球では赤血球を生理食塩液で
                      3～5回洗浄*1
                      上清を取り除く

②吸着    吸着用赤血球      1容
         被検者血漿(血清)  1容
         PEG 溶液         1容

         混和
         37℃で15分加温

③被検者(血清)分離    3,400rpm 5分遠心
                    被検者血漿(血清)を分離し，検査に用いる*2~4
```

＊1　洗浄操作は，同種赤血球の場合のみ抗体の混入を防ぐために実施する．自己赤血球を用いる場合は洗浄操作不要で，そのまま用いてよい．被検者検体の希釈を避けるため，洗浄後の上清は可能な限りしっかり取り除く

＊2　自己抗体が残存する場合は，②～③の操作を繰り返す．その場合，新たに PEG 溶液を追加する必要はない．通常2回まで吸着に使用可能である

＊3　間接抗グロブリン試験（IAT）を実施する場合，PEG 溶液：被検血漿(血清)＝1：1で混合されているため，PEG 溶液を再添加せずに試験管1本につき4滴ずつ使用する

＊4　吸着後の血漿（血清）は，PEG 溶液との混合液であるので，吸着操作した当日に検査するのが望ましい

＊　3か月以内の輸血歴がある，または十分な赤血球量が得られない場合など

▋ 検査の注意点

・PEG 吸着では低力価の同種抗体が存在する場合，一部を吸着・除去してしまう可能性があるため，低力価の同種抗体は検出できない場合があることを念頭に置いて結果の解釈を行う必要がある[5, 6]．

・1 回の吸着操作で自己抗体をすべて吸着・除去できない場合は，新たな赤血球で再度吸着操作を行う．ただし，追加の赤血球が確保できない場合，同じ赤血球から自己抗体を解離して吸着に用いることができる．解離方法としては ZZAP 処理法，クロロキン二リン酸による解離，グリシン・塩酸/EDTA 解離法がある．

・同種赤血球を用いた場合は，考慮できた血液型抗原以外の抗原に対する抗体の吸着・除去についても考察が必要である．

▋ 結果と解釈

　吸着後の被検者血漿（血清）を用いた不規則抗体検査が陰性であれば，自己抗体のみと判断できる．

9.2.2　ZZAP 処理法

▋ 原　理

　ZZAP 処理法は，自己抗体で感作された赤血球を ZZAP 試薬で処理することで赤血球膜上の自己抗体を解離し，その赤血球を用い被検者血漿（血清）中の自己抗体の吸着・除去を可能にする方法である．ZZAP 試薬中のジチオスレイトール（DTT）は，IgM 型抗体の S-S 結合を切断することにより赤血球に結合している抗体を破壊する．また試薬中に含まれる酵素や DTT によって Kell，Duffy，MNS 抗原が変性するため，それらの抗原に対する抗体は（自己抗体，同種抗体とも）吸着・除去されない．

▋ 準備するもの

検　体	自己赤血球（または同種赤血球*），被検者血漿（血清）
機器・機材	凝集判定用遠心機，検体分離用遠心機，恒温槽，試験管，スポイト，電子天秤，マイクロピペット，メスシリンダー
試　薬	DTT 1 g，1 % パパイン溶液（または 1 % フィシン溶液），pH7.3 リン酸緩衝生理食塩液（PBS），pH8.0PBS リン酸緩衝生理食塩液（PBS）

＊　3 か月以内の輸血歴がある，または十分な赤血球量が得られない場合など

ZZAP 処理法の手順

フロー
チャート

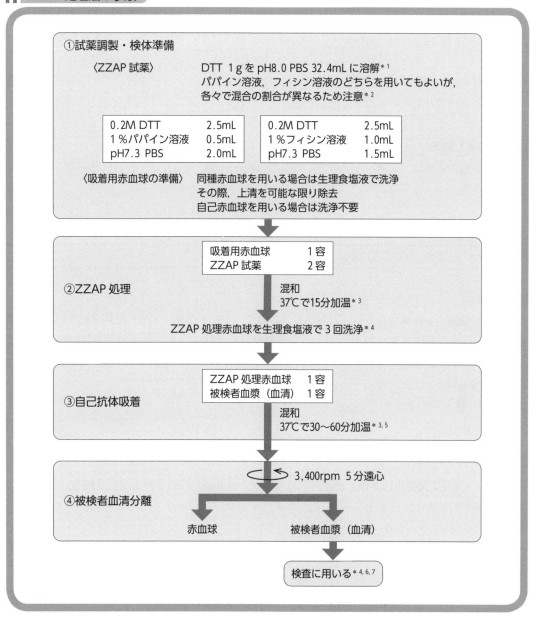

①試薬調製・検体準備

〈ZZAP 試薬〉　DTT 1g を pH8.0 PBS 32.4mL に溶解*1
パパイン溶液，フィシン溶液のどちらを用いてもよいが，
各々で混合の割合が異なるため注意*2

0.2M DTT	2.5mL
1％パパイン溶液	0.5mL
pH7.3 PBS	2.0mL

0.2M DTT	2.5mL
1％フィシン溶液	1.0mL
pH7.3 PBS	1.5mL

〈吸着用赤血球の準備〉　同種赤血球を用いる場合は生理食塩液で洗浄
その際，上清を可能な限り除去
自己赤血球を用いる場合は洗浄不要

②ZZAP 処理

| 吸着用赤血球 | 1容 |
| ZZAP 試薬 | 2容 |

混和
37℃で15分加温*3

ZZAP 処理赤血球を生理食塩液で3回洗浄*4

③自己抗体吸着

| ZZAP 処理赤血球 | 1容 |
| 被検者血漿（血清） | 1容 |

混和
37℃で30～60分加温*3,5

④被検者血清分離

3,400rpm 5分遠心

赤血球　　　　　被検者血漿（血清）

検査に用いる*4,6,7

＊1　3mL 程度の小分けにして，−20℃以下で保存できる
＊2　混合液で保存せず，使用時に試薬を混合する
＊3　途中で定期的に混和する
＊4　被検者検体の希釈を防ぐため，洗浄の最後は3,000～3,400 rpm で5分以上遠心し上清は可能な限り取り除く
＊5　冷式自己抗体の吸着の場合は，4℃で30分吸着する
＊6　間接抗グロブリン試験（IAT）では反応増強剤を用いてよい
＊7　自己抗体が残存する場合は新たな ZZAP 処理赤血球を用い③～④の操作を繰り返し行う．4回以上繰り返すと同種抗体
の希釈リスクが高まるため注意する[7]

▋▋ 検査の注意点

・高頻度抗原に対する同種抗体は，同種赤血球を用いた場合は吸着・除去されることに留意する.
・PEG 吸着で見られる自己抗体吸着時の同種抗体の減弱は，ZZAP 処理法では見られないとされる[6].
・自己抗体の活性が低下しない場合は高頻度抗原に対する抗体や，自己抗体に対する自己抗原が酵素により破壊されている可能性も考慮する.

▋▋ 結果と解釈

　吸着後の被検者血漿（血清）を用いた不規則抗体検査が陰性であれば，自己抗体のみと判断できる.

9.3　分子標的治療薬の対処法

▋▋ 目　的

　多発性骨髄腫の治療薬である抗 CD38 抗体治療薬は，被検者血漿（血清）で間接抗グロブリン試験（IAT）を原理とする輸血検査，すなわち不規則抗体スクリーニングや交差適合試験で偽陽性（汎反応）を呈する. 検査に使用する赤血球をジチオスレイトール（DTT）で処理することで，これらの影響を回避する.

▋▋ 準備するもの

検　体	
機器・機材	凝集判定用遠心機，検体分離用遠心機，恒温槽，三角フラスコ，試験管，スポイト，洗浄ビン，電子天秤，凍結保存用プラスチックチューブ（1 mL），マイクロピペット（100～1,000 μL）
試　薬	DTT，pH7.3リン酸緩衝生理食塩液（PBS），pH8.0リン酸緩衝生理食塩液（PBS），抗 E 抗体試薬，抗 K または抗 k 抗体試薬，スクリーニング赤血球，生理食塩液，パネル赤血球

▋▋ 臨床的意義

　DTT 処理赤血球を使用することで，抗 CD38 抗体治療薬の干渉の影響を受けずに主要な血液型抗原に対する不規則抗体の検出を行うことができる.

0.2 M DTT の調製と赤血球の DTT 処理の手順

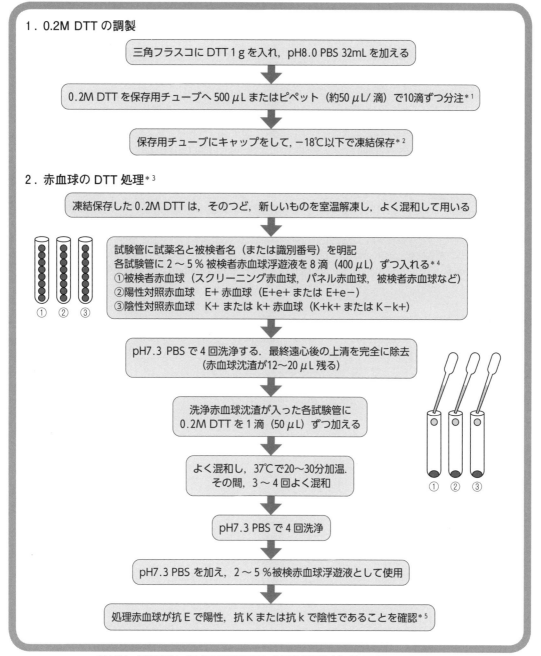

1. 0.2M DTT の調製

三角フラスコに DTT 1 g を入れ，pH8.0 PBS 32mL を加える

↓

0.2M DTT を保存用チューブへ 500 μL またはピペット（約50 μL/滴）で10滴ずつ分注[*1]

↓

保存用チューブにキャップをして，−18℃以下で凍結保存[*2]

2. 赤血球の DTT 処理[*3]

凍結保存した 0.2M DTT は，そのつど，新しいものを室温解凍し，よく混和して用いる

↓

試験管に試薬名と被検者名（または識別番号）を明記
各試験管に 2～5％被検者赤血球浮遊液を 8 滴（400 μL）ずつ入れる[*4]
① 被検者赤血球（スクリーニング赤血球，パネル赤血球，被検者赤血球など）
② 陽性対照赤血球　E+ 赤血球（E+e+ または E+e−）
③ 陰性対照赤血球　K+ または k+ 赤血球（K+k+ または K−k+）

↓

pH7.3 PBS で 4 回洗浄する．最終遠心後の上清を完全に除去
（赤血球沈渣が12～20 μL 残る）

↓

洗浄赤血球沈渣が入った各試験管に
0.2M DTT を 1 滴（50 μL）ずつ加える

↓

よく混和し，37℃で20～30分加温．
その間，3～4 回よく混和

↓

pH7.3 PBS で 4 回洗浄

↓

pH7.3 PBS を加え，2～5％被検赤血球浮遊液として使用

↓

処理赤血球が抗 E で陽性，抗 K または抗 k で陰性であることを確認[*5]

〔日本輸血・細胞治療学会　輸血検査技術講習委員会：「多発性骨髄腫治療薬（抗 CD38）による偽陽性反応への対処法（一部改定版）」，
2017．http://yuketsu.jstmct.or.jp/wp-content/uploads/2017/11/158dcb 8 f65fabdf76c 2 cdde 9 d008daee.pdf より作成〕

---

*1 保存用チューブに，"0.2M DTT"および"使用期限"を記載する
*2 使用期限は各試薬の使用期限に準ずるか，最終調製後 1 年を目安にする
*3 用事調製する
*4 処理する赤血球はすべて 2～5％被検者赤血球浮遊液に調製しておく
*5 抗体試薬の添付文書に従った方法で実施する．結果が予測と異なった場合は，DTT 処理から再度やり直す

結果と解釈

　DTT 処理を行ったスクリーニング赤血球と被検者血漿（血清）との反応（IAT は必須）が陰性の場合，不規則抗体スクリーニングは陰性と判定する．ただし，DTT 処理により変性する血液型抗原（とくに Kell 血液型抗原）に関しては，対応する抗体の存在を否定できない旨を添えて報告する．

参考文献

1）株式会社イムコア：「ガンマ EGA キット使用説明書」，2015年 1 月全面改訂（第 5 版）．
2）バイオ・ラッド　ラボラトリーズ株式会社：「DiaCidel」，2015年 7 月作成（第 2 版）．
3）PT Toy, *et al.*："Factors associated with positive direct antiglobulin tests in pretransfusion patients: a case-control study", Vox Sang, 1985；49（3）：p.215-220.
4）奥田　誠，他：「赤血球型検査（赤血球系検査）ガイドライン（改訂 4 版）」，日本輸血細胞治療学会誌，2022；68（6）：p.539-556.
5）延野真弓，他：「PeG 自己抗体吸収法が同種抗体に及ぼす影響」，日本輸血細胞治療学会誌，2005；51（2）：p.248.
6）丸橋隆行，他：「自己免疫性溶血性貧血患者における自己抗体吸着法の比較－LISS を用いた自己抗体吸着法の基礎的検討－」，医学検査，2016；65（2）：p.151-158.
7）CS Cohn, *et al.*：Technical manual methods and appendices 20th edition, p.93-103, AABB, 2020.

第 **10** 章

精 度 管 理

1. 精度管理の概念と意義

輸血検査は，検査結果が輸血医療の安全性や輸血効果に直接的に関与するため，ABO・RhD血液型検査，不規則抗体検査，交差適合試験のいずれにおいても，検査結果の誤りが輸血過誤や重篤な輸血副反応をきたす可能性を考慮し，精度保証のされた検査結果を報告しなければならない.

2018年12月に検体検査の精度・品質に係る医療法等の一部を改正する法律（平成29年法律第57号）が施行[1]され医療機関内で自ら検査を実施する場合，すべての医療機関に義務として各種標準作業手順書（standard operating procedure；SOP）の作成，作業日誌の作成と保存が，また努力義務として内部精度管理の実施，外部精度管理の受検，適切な研修の実施が規定され，「いつ，だれが，どこで」検査を行っても正確で信頼できる検査結果を提供できる検査体制の構築が求められている.

検査の作業工程は，検体採取や搬送などの「検査前プロセス」，測定結果の妥当性の確認などの「検査プロセス」，結果報告，結果解釈と説明，検査情報の管理などの「検査後プロセス」の三つに分かれており，どの作業工程で不具合があっても正しい検査結果を得ることができない. 検査精度の検証に広く用いられている，精度管理（quality control；QC）は，内部精度管理と外部精度管理に大別されるが，いずれも「検査プロセス」に限定した管理方法であり，被検者検体の検査の流れと同様に，検体採取（検査前プロセス）から臨床への結果報告（検査後プロセス）までの一連の検査工程における総合的精度管理さらには，医師の検査値の解釈，診療への導入も含め検査値の総合的な信頼性の保証を意味する精度保証（quality assurance；QA）への発展が期待されている **(図10.1)**.

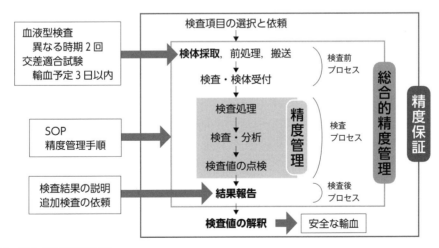

図10.1 輸血検査の精度保証

〔滝野 寿：「1.1 精度保証の概念」，品質保証・制度管理教本，p.3，日本臨床衛生検査技師会（監修），東 学，他（編），じほう，2020. より作成〕

2．検査手順の標準化

　検査の標準化を行うには，まず初めに自施設の検査の手順（検査依頼，採血，搬送，受付，測定，結果報告）を文書化したSOPの作成を行う．SOP作成に際しては，時間外業務で当該検査を行うすべての要員が理解できる内容を心掛け，作成後も定期的に見直し，検査内容の変更に応じて改訂を行う．

3．特性要因図

　特性要因図は，検査結果（特性）と検査結果に影響を及ぼすすべての要因を系統的に表しており，その形から魚の骨にたとえ「魚骨図」ともいわれる．検査結果に影響を及ぼす主な要因には，検体，機器・器材，検査方法，環境，試薬，検査者がある．それぞれの要因をさらに細分化し，変動要因の精度管理を行うことで，問題発生の原因の除去，あるいはその原因が影響しない対策をあらかじめ講じるリスクマネジメントが可能となる **（図10.2）**．

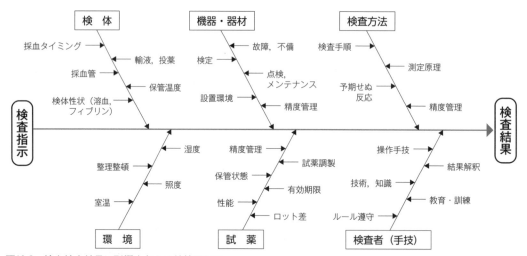

図10.2　輸血検査結果に影響を与える特性要因図

4．内部精度管理

　内部精度管理は，既知の管理試料を定期的に測定し，得られた結果から検査値の正確性（真値からの偏り）と精密性（測定値のばらつき）を管理する手法である **（図10.3）**．定性検査である輸血検査の場合，陽性コントロールと陰性コントロールの再現性により，試薬や機器，測定手順，測定手技の検証を行うことが推奨されている[2]．

　内部精度管理による検査品質の保証は，内部精度管理に再現性が得られた区間のみが担保される **（図10.4）**．内部精度管理に再現性が認められない場合，いったん測定を中断し，その原因を突き止め改善しなければ検査は再開できず，改善後には，直近で再現性が得られた時点まで遡り再測定が必要である．

　内部精度管理を行うタイミングは，検査件数や検査頻度で運用が異なるが，検査開始前，検査バッチごと，試薬ロット変更時，調製試薬交換時，業務終了時に実施し，試薬の性能や検査プロセ

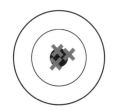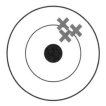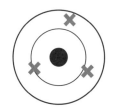

正確性：○，精密性：○　　　　正確性：×，精密性：○　　　　正確性：×，精密性：×

図10.3　正確性と精密性
●：真値，✖：検査値

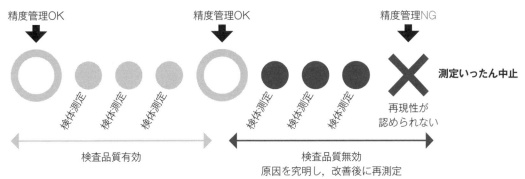

図10.4　検査品質の有効区間

スの有効性を確認した精度管理台帳を保管する．管理試料を連日測定評価することで，経日的にゆっくり進む試薬の劣化や機器の不具合による変化に早期に気づくことが可能となる．

5．外部精度管理

　外部精度管理は，学会，メーカーなどの諸団体が主催する施設間の正確さの比較評価を行う手法であり，全施設の最頻値を「真値」の近似値として評価が行われ，自施設の検査精度の信頼度や他施設との互換性の確認ができる．評価結果で不正解や逸脱があった場合には，是正処置でとどまらず，根本的な原因を究明し，原因除去に向けた改善活動につなげなければならない．

　外部精度管理報告書には，自施設の評価結果のみならず参加施設の検査試薬，検査手法の集計情報など，国内の動向について把握することができ，自施設の検査試薬，検査手法の妥当性の検証にも活用できる．

10.1　機器・器材類の精度管理

　改正医療法[1]により整備すべき各種標準作業手順書（SOP）のなかで，検査に使用する機器や関連器材の精度を保証するための管理手順を定めた文書と点検・検定記録の作成が求められている．また，輸血業務は輸血検査に加えて血液製剤の保管管理も行っているため，血液製剤保管用の保冷庫や血小板振盪器についても同様に管理手順と点検記録の作成が必要である．

1．スポイト，ピペットの精度管理

　輸血検査は，抗原と抗体を最適比で反応させることが基本である．

(1) スポイト使用の注意点

　試験管法で使用するスポイトは1滴が約50 μL の口径のものを選定する．使用するスポイトの滴下量を確認するには，マイクロピペットで1 mL 測量した液量とスポイト20滴の液量を目視で比較する方法がある．また，同じスポイトを用いても滴下する液体の性質により表面張力が異なることや，スポイトの素材（疎水性，親水性）により滴下角度で滴下量が異なるため，スポイトは垂直にもち，滴下量が常に一定量になるよう滴下手技を統一する **(図10.1.1)**．

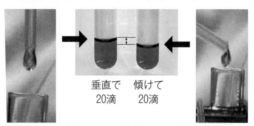

垂直で　　傾けて
20滴　　　20滴

図10.1.1　スポイトの滴下角度による滴下量の検定

(2) マイクロピペット使用の注意点

　抗体価測定で用いるマイクロピペットについても定期的に検定を行い，校正を確かめる．また，希釈系列の作製手技により抗体希釈率が変動して検査結果に影響することから，キャリーオーバーを回避するために希釈の際のチップは適宜交換して十分混和するなど，手技の統一を行い検査のばらつきを減少させる．

2．遠心機の精度管理

　被検者血漿（血清）分離用の検体分離用遠心機と凝集判定用遠心機，血球洗浄遠心機，クリオプレシピテート製剤の作製や造血幹細胞の調製で使用する大型遠心機が対象となる．遠心機は，労働安全衛生規則　第141条[3]で1年以内ごとに行う定期的自主点検の記録を3年間保存することが義務付けられており，①回転体の異常の有無（異常音，バランス），②主軸の軸受部の異常の有無，③ブレーキの異常の有無，④外枠の異常の有無，⑤ロータやチャンバーのボルトの緩みの有無，⑥チャンバー内清掃について点検の記録を残す必要がある．

(1) 凝集判定用遠心機の管理

　試験管法での赤血球凝集判定は，直前の遠心操作が検査結果に影響するため，定期的に遠心機の精度を確認しなればならない．遠心機の回転数は，光電式回転計（タコメータ）を用い測定するか，自施設での測定が難しい場合にはメーカーに依頼し測定を行い記録する．また，遠心回転数（rpm）とロータの半径（cm）を用いた以下の計算式より遠心力（G）を算出し，遠心強度を確認する**(図10.1.2)**．

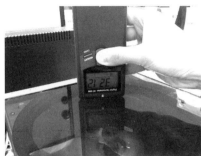

高速遠心　→　凝集過多

低速遠心　→　凝集減弱

図10.1.2　遠心機の回転数，遠心時間測定（900〜1,000G（3,000〜
3,400rpm）15秒）
タコメータで回転数，タイマーで遠心時間を確認（許容範囲設定）

$$遠心力（G）＝11.18×（回転数（rpm）/1,000）^2×ロータ半径（cm）$$

　遠心時間は，スタートからタイマーが停止するまでの時間をタイマーで計測し，記録する．試験
管法の赤血球凝集判定で設定された遠心条件〔900〜1,000G（3,000〜3,400rpm）15秒〕から逸脱し
ていないか，確認のうえ検査を開始する．

（2）血球洗浄遠心機の管理

　試験管法による抗グロブリン試験では，生理食塩液を用いた赤血球の洗浄で未感作グロブリンを
除去し結合型と遊離型の分離（B/F分離）が行われる．赤血球の洗浄不備により未感作グロブリン
が残存し，偽陰性反応にならないために，使用する血球洗浄遠心機の定期的な点検が必要である．
血球洗浄遠心機の点検項目としては，①生理食塩液の分注量，②デカント後の残水量，③遠心回転
数，④遠心時間がある．すべてのロータに試験管をセットし，生理食塩液がすべての試験管に規定
量分注されること，またデカント後に生理食塩液が残っていないことを確認する**（図10.1.3）**．また，
汚れによる詰まりや腐食を予防するために，流路系（ノズル，チューブ，給水ボトル）やロータ，
ディストリビュータの定期的な清掃を実施する．

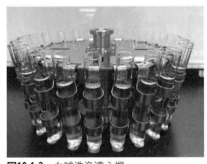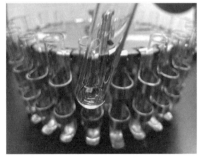

図10.1.3　血球洗浄遠心機
生理食塩液の分注量の確認（左），デカント後の残水量の確認（右）

(3) 大型遠心機の管理

クリオプレシピテート製剤の作製や造血幹細胞の調製で使用する大型遠心機は，遠心条件（遠心回転数，遠心時間，遠心温度，ブレーキオフ機能）が製剤品質に影響を及ぼすため，定期的な点検の実施と使用時の作動確認を行う．

3．恒温槽の温度管理

輸血検査では抗原抗体反応や抗体解離試験において，また輸血業務では新鮮凍結血漿，造血幹細胞，ヒト骨髄由来間葉系幹細胞の融解で恒温槽を使用する．

設定温度を逸脱すると検査結果や製剤品質に影響を及ぼすため，恒温槽の温度制御機能の点検が重要である．恒温槽を使用する前は設定温度を確認し，サーモスタット表示温度を別の温度計を用いて温度検証を行い，記録する（**図10.1.4**）．

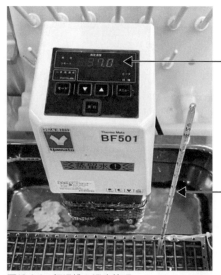

サーモスタット表示温度

別の温度計で確認

図10.1.4　恒温槽の温度管理

4．保冷庫，血小板振盪器の管理

血液製剤は製剤ごとに管理温度が異なっており，管理温度を逸脱すると血液製剤として使用できなくなる．このため，血液製剤は温度管理された保冷庫で一元管理することが求められている[4, 5]．

血液製剤，自己血の保冷庫や血小板振盪器を管理するにあたっては，①保冷庫の一覧表の作成（機種名，型番，設置場所），②各保冷庫の管理温度幅の設定，③温度逸脱時の警報と対応，④停電時，故障時の対応，⑤点検方法を記した保冷庫管理作業手順書を作成する．試薬保管用の保冷庫についても同様であるが，管理温度幅の設定に関しては，すべての試薬の添付文書に記載された保管温度の確認を行い，最も厳しい試薬の管理幅を採用する．

（1）温度監視の仕組み

庫内温度は，確認時のみでなく常に管理幅内にあるかを確認する必要があるため，最高温度と最低温度が記録できる最高最低温度計や自記温度記録計，または温度監視システムのデジタル記録などで経時的温度記録を残す．また管理幅からの逸脱をパトライトやアラームなどで気づく仕組みも含めた温度監視体制が必要であり，パトライトやアラームの作動確認も定期的に行う．

血液製剤は，輸血部門での一元管理が基本であるが，院内の別部署（手術室，救急外来，集中治療室など）で血液製剤を一時保管している保冷庫についても同様の温度監視が必要である（**図10.1.5**）．

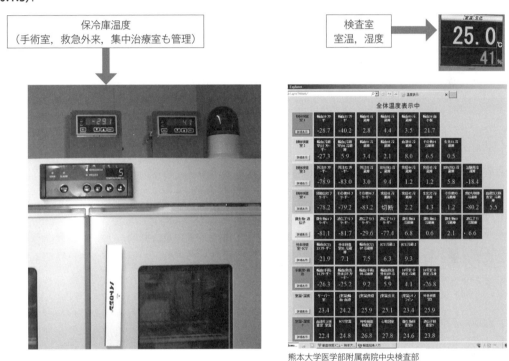

熊本大学医学部附属病院中央検査部

図10.1.5 温度管理システムによる監視

（2）日常点検

保冷庫の温度が逸脱する原因には，ドアの閉鎖不全や頻回な開閉，保冷庫のコンプレッサーやコンデンサーなどの故障，パッキンの劣化・破損，凝縮器用フィルタの目詰まり，冷気吹き出し口の障害物，過着霜，停電，などがあげられる．設置温度と庫内温度差が大きい場合や，ドアの開閉が多く湿度が高いと故障リスクが高まるため，注意が必要である．

日常点検は，メーカーの取扱い説明書に従い行うが，冷媒にフロン類が使用されている業務用冷凍冷蔵機器（第一種特定製品）の場合，フロン排出抑制法[6]にもとづき，3か月に1回は簡易点検（熱交換器や配管の霜付き，油じみの有無，冷凍冷蔵機器からの油もれ，異常振動・異音の有無）の記録が必要であり，機器を廃棄しフロン類の引き渡しが完了した日から3年間の保管が義務付けられている．

5．自動輸血検査装置の精度管理

　従来の試験管法では，検査工程における検体の識別，検査手技，凝集判定において，ヒューマンエラーや検査者の技量による検査結果のばらつきが課題であったが，検査の標準化をはかるため，多くの施設で自動輸血検査装置の導入が進み，日本臨床衛生検査技師会主催の外部精度管理調査の参加施設の半数で自動輸血検査装置が普及している．自動輸血検査装置を使用する際は，機器の特性（特徴）を理解し，常に良好な機器性能を維持できるよう，検査機器保守管理標準作業手順書と検査機器保守管理作業日誌を作成して適切に管理を行う．

（1）装置の設置環境

　自動輸血検査装置は精密機械であるため，設置する検査室の室温が高すぎると機器内に熱がこもり，湿度が高すぎると結露やカビの発生や，また逆に湿度が低すぎると乾燥による静電気発生の影響を受け，機器の性能の低下や故障の原因となり得る．そのため，検査室はメーカーが推奨する設置条件（室温，湿度）に適した環境を整備しなければならない．

（2）装置の保守点検（メンテナンス）

　自動輸血検査装置は，処理件数や使用年数に伴う部品の消耗，汚染，劣化により機器の異常や故障をきたすため，メーカーが推奨するメンテナンス計画に従ったデイリー，ウィークリー，マンスリーメンテナンスを実施し，性能保持に努めなければならない．また，定期的にメーカーによるメンテナンスで，試薬および検体の分注量，加温温度，遠心強度，遠心時間，光学系の画像判定に関する機器性能の校正が必要である．また，機器トラブル時には，原因究明を行い，再発防止に努めることが重要であり，原因究明記録を機器管理情報として保管しておく．

（3）装置の精度管理

　装置の始動前には，メーカー指定の定期メンテナンスや，コントロール試薬キットで装置の管理を行い，検査の有効性を確認（評価）し，記録を保管する．コントロールの測定結果が管理値（期待値）に適合することで検査の有効性を確認（評価）し，測定を開始する．期待される測定結果が得られず不適合であった場合は，装置の使用をいったん中止し，逸脱した原因を究明し改善をはかる．復旧後には，前回の内部精度管理から今回の内部精度管理までの区間に検査を実施したすべての検体の再検査を行い，測定結果の検証を行う必要がある（図10.4）．

　自動輸血検査装置を複数台保有している施設においては，被検者検体を用いてそれぞれの装置の測定結果を比較し，機器間差がないか検証を行う．

10.2 環境整備

　検査室の環境整備の目的は，信頼性の高い検査結果を出し，検査を行うわれわれの安全と健康を確保し快適に作業できるようにすることである．どちらの目的も達成するための検査室の環境に関わる要因について定めた設備管理手順書を作成する．

1．室温

　一般的に適正な室温は18〜28℃とされている[7]が，検査室の室温は，設置されている自動輸血検査装置をはじめとする機器の設置基準温度にもとづき，一番厳しい設置温度の管理幅を採用し，温度計を用いて室温の測定を行い記録する．管理幅を逸脱すると精密機器である自動輸血検査装置の停止や故障につながるため，一年を通して適正な室温を保つように空調管理を行うが，空調の風が直に吹き付ける場所では，寒冷凝集反応が惹起されるなどの誤差要因になるため，検査作業台や機器の設置場所の配慮が必要である．

　機器の故障や性能低下を防ぐための適切な温度制御と監視を行うとともに，管理幅を逸脱した際の対応についてもあらかじめ定めておく．

2．湿度

　一般的に適正な湿度は40〜70%とされている[7]が，検査室の湿度は，設置されている自動輸血検査装置をはじめとする機器の使用環境にもとづき，一番厳しい設置湿度で管理幅を設定し，湿度計を用いて湿度の測定を行い記録する．梅雨の多湿時期には結露やカビの発生で精密機器が腐食やサビやすく，乾燥の時期には静電気の発生で電子回路の故障の原因となり得る．

　湿度は季節で変動し，温度とは異なり湿度を管理することは容易ではないが，管理幅を逸脱した際の対応についてもあらかじめ定めておく．

10.3 輸血検査

1．検体

（1）採血

　輸血過誤防止のための精度保証の観点から，検体採取時の被検者誤認防止策として，ICTによる照合が有効である．さらに血液型の確定には，異なるタイミングで2回採取した検体を用いて検査を行い，交差適合試験の検体は，輸血日を含む3日以内の採血検体を用いて実施する[8]ことが推奨されている．

（2）保管温度

　採血後全血のまま保冷すると，寒冷凝集素が惹起され検査結果に影響を及ぼすため，採血後は速

やかに検査室へ提出し，遠心分離を行う．重症寒冷凝集素症候群患者においては，事前に保温した採血管で採血を行い，保温機能のある装置で検査室まで搬送することも必要である．検査室に到着した被検者検体は，赤血球と血漿（血清）に分けて保存することが望ましい．

2．試薬の管理

　改正医療法[1]により整備すべき各種標準作業手順書（SOP）のなかで，検査に使用する試薬の管理手順を定めた文書と試薬管理台帳の作成が求められており，SOPに従い適正温度のもと，試薬の在庫管理を行う．試薬管理台帳には，試薬納品日，個数，ロット番号，有効期限，受領者サインと試薬開封日，開封者サインの記録を残す．検査結果は使用した試薬と紐付けされることにより，検査結果にエラーが発生したときの問題解決の糸口となる．受領した試薬は，各試薬の添付文書に記載されている保管条件（室温，冷蔵，冷凍，毒物劇物）に従い保管管理する．

(1) 試薬の検証

　試薬の劣化は，検査結果に及ぼす影響が大きいため，使用する前には試薬の外観（混濁，変色，溶血など）を観察し，試薬の基本性能を検証しなければならない．そのため，保冷庫内での試薬の管理は，未検証試薬と検証済み試薬を区別できるように工夫する．

(2) 調製試薬（融解，自家調製）の検証

　検査に用いる試薬は，可能な限り妥当性が確認されている市販の試薬を用いることが望ましいが，自家調製試薬〔A_1およびB赤血球試薬，生理食塩液，リン酸緩衝液，ジチオスレイトール（DTT），2-メルカプトエタノール（2-ME）など〕を用いる場合には，試薬調製手順書を作成し，試薬の妥当性から使用期限を設定する．自家調製試薬は，調製日，管理番号，有効期限，調製者を記載したラベルを試薬に貼付し，自家調製試薬管理台帳で管理する．

(3) 試薬の経時的変化

　赤血球試薬は，経時的に溶血するため赤血球抗原の劣化が進む．そのため，赤血球試薬の管理温度と有効期限は厳守し，検査に使用する前には外観確認と抗原性の維持を保証するために精度管理を必ず実施する．とくに，Fy^a抗原は劣化しやすいので注意が必要である．また生理食塩液の至適pHは7.0±0.2であるが，pHは経時的に低下することが知られており，生理食塩液を自家調製している施設では，22±1℃の環境下でpHを7.0±0.2に維持するため，十分量のリン酸緩衝生理食塩液（PBS）を加えて，作製後のpHの変化についても検証を行っておく必要がある．

(4) 自動輸血検査装置用専用試薬の管理

　カラム凝集法を原理とする検査試薬では，カラム内の気泡（バブル），試薬やゲル（ビーズ）の飛び散り，乾燥が検査結果に影響を与えるため，試薬の保管温度・場所，取扱いに注意を払い，装置への装塡前に目視で確認を行う．

マイクロプレート法を原理とする検査試薬では，ストリップの吸湿，指示赤血球の劣化や低温（18℃未満），不適切な洗浄液（酸性）でのストリップ洗浄が検査結果に影響を与えるため，試薬の保管状態（湿度，温度），使用期限，洗浄液の pH に注意を払う．

(5) 試薬の性能

検査試薬は，試薬メーカーにより特性が異なるため，添加分注量，反応時間，洗浄回数については，各試薬の添付文書を確認のうえ使用する．

3．検査者の精度管理

輸血検査を行う検査者には，輸血専従・非専従，経験年数により技術や知識の差がある．そのため，検査者の差（ばらつき）を是正するための教育訓練が必要である．

(1) 検査手技の標準化

検体の受付（採血管，被検者識別，採血量），遠心処理，検査，結果記録，結果報告までの作業を標準化するために，SOP を遵守する．とくに，試験管法は検査工程のほぼすべてを用手法で行うため，試験管の並べ方，被検者検体識別方法，試薬や被検者検体の分注手順，スポイトやピペットの操作技術，洗浄操作についても詳細に規定する．凝集判定は，「輸血のための検査マニュアル」[9]にのっとり，判定を行う．検査工程のなかでも赤血球の凝集判定は標準化することが難しく，弱い凝集を見逃さない観察力に個人差が現れる．凝集判定のばらつきを改善するには，定期的に同一検体を用いた凝集像の目合わせを行うことが有効である．

(2) 教育・訓練の標準化

教育・訓練を行うにあたり，「指導者によって言うことが違う」といった事態を招かないために，教育プログラムが必要である．対象者により習得すべきスキルが異なるため，対象者に適した内容（輸血検査専任技師用，時間外検査担当技師用）の教育プログラムを作成し，定期的な教育，訓練を継続的に行う．とくに，時間外業務で輸血検査を行う非専任技師に対しては，輸血検査の基本的な技術訓練や院内の輸血業務に関するルールに関して，反復して教育することが重要である．

(3) スキル（技能）評価

教育訓練は，実施することがゴールではなく，本人の理解度（自己評価）と指導者側の評価による効果判定まで行い，教育訓練の効果が得られない場合には，再履修や指導法に工夫が必要である．また，輸血検査専任技師に対しては，移植検査や細胞治療への参入のための高度な専門知識や技量が必要となるため，院内教育以外にも院外で開催される研修会や講演会，学会などに積極的に参加し，「認定輸血検査技師」取得を目標にスキルアップを目指すことをすすめる．

10.4　臨床検査室の第三者認定

　医療における臨床検査の重要性をふまえると，第三者機関の審査を受け，日頃，検査室で実施されている検査体制を客観的に評価することが重要である．審査により明らかとなった問題点を改善することでさらなる品質向上がはかられる．外部認証には，医療機関を対象とする病院機能評価，JCI認証，臨床検査室を対象とする国際規格のISO15189，日本臨床衛生検査技師会の品質保証施設認証制度，日本輸血・細胞治療学会が定めた輸血機能評価認定（I & A）などがある．ISO15189が主に検査品質のマネジメントに重点を置いているのに対し，I & Aは検査精度に加えて，血液製剤や血漿分画製剤の適切な管理，輸血効果判定など輸血医療の安全保証に関するマネジメントが求められる．このため，輸血業務全般を認証するI & Aの取得は，施設における輸血の安全性および適正使用についての保証を意味する．

10.5　継続的改善

　精度保証された臨床検査値を報告することは，診断，治療といった医療の質の向上と連動しており，とくに輸血検査においては，輸血検査の結果が血液製剤選択の指標となるため，輸血過誤に直結する誤判定や誤報告は回避しなければならない．しかしながら，日常業務のなかで起こる「予期せぬ事態」や「ヒューマンエラー」のリスクはゼロではない（**図10.5.1**）．

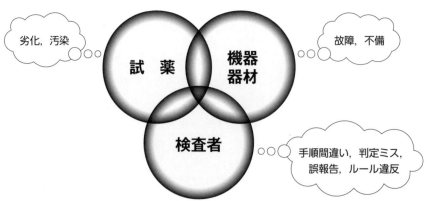

図10.5.1　精度管理逸脱，検査エラー，インシデントの原因究明

　安全で適正な輸血医療を24時間実践するためには，いつ，だれが検査を行っても常に高い品質を維持できる仕組みが必要である．今回述べた検査結果に影響を及ぼす様々な要因を理解したうえで，日々行う内部精度管理や外部精度管理の結果分析やインシデント事例の原因分析，教育効果解析などから自施設の課題を明らかにし，潜在するリスクへの対策を計画（PLAN）して，計画を実行する（DO），実行後はその効果を評価し（CHECK），効果がない場合は更なる改善処置を施す（ACT）「PDCAサイクル」を活用した継続的改善活動を行うことが望まれる．

■ 参考文献

1）厚生労働省医政局長：「医療法等の一部を改正する法律の一部の施行に伴う厚生労働省関係省令の整備に関する省令の施行について」，医政発0810第1号，2018.
2）奥田　誠，他：「赤血球型検査（赤血球系検査）ガイドライン（改訂4版）」，日本輸血細胞治療学会誌，2022；68（6）：p.539-556.
3）厚生労働省：「労働安全衛生規則　第141条」，労働省令第32号，1972（2022年一部改正）.
4）遠山　博，清水　勝，他：「血液製剤保管管理マニュアル」，厚生省薬務局，1993. https://www.mhlw.go.jp/file/06-Seisakujouhou-11120000-Iyakushokuhinkyoku/0000128602.pdf
5）湯浅晋治，他：「自己血輸血：採血及び保管管理マニュアル」，厚生省薬務局，1994. https://www.mhlw.go.jp/new-info/kobetu/iyaku/kenketsugo/dl/5a.pdf
6）経済産業省：「フロン類の使用の合理化及び管理の適正化に関する法律（フロン排出抑制法）」，2015（2020年一部改正）. https://www.meti.go.jp/policy/chemical_management/ozone/law_furon_outline.html
7）厚生労働省労働基準局長：「事務所衛生基準規則及び労働安全衛生規則の一部を改正する省令の施行等について」，基発1201第1号，2021.
8）厚生労働省医薬・生活衛生局血液対策課：「輸血療法の実施に関する指針」，2005（2020年一部改正）. https://www.mhlw.go.jp/content/11127000/000619338.pdf
9）井手大輔，他：輸血のための検査マニュアル Ver.1.3.2，日本輸血・細胞治療学会 輸血検査技術講習委員会（編），2021. http://yuketsu.jstmct.or.jp/wp-content/uploads/2022/07/3757b362c7f7c34354513f31928b25f4.pdf

第11章

症例から考える

11.1　ABO・RhD 血液型の予期せぬ反応

11.1.1　亜　型

症　例

70歳女性，変形性膝関節症のため，整形外科受診．ABO 血液型検査の結果を**表11.1.1** に示す．

表11.1.1　ABO 血液型検査の結果

オモテ検査			ウラ検査			判　定
抗 A 試薬	抗 B 試薬	結果	A₁ 赤血球	B 赤血球	結果	判定保留
4+	0	A 型	0	0	AB 型	

1．問題点の認識

結果はオモテ検査 A 型，ウラ検査 AB 型で，ABO 血液型判定は"判定保留"のオモテ・ウラ不一致である．オモテ・ウラ不一致の場合，オモテ検査とウラ検査を分けて，それぞれに問題があるとして考える必要がある．

（1）オモテ検査に問題があると考える場合

ウラ検査の AB 型が正しいと仮定すると，抗 B 試薬の反応が問題点であり，オモテ検査で凝集反応がない・弱い原因を考える．

（2）ウラ検査に問題があると考える場合

オモテ検査の A 型が正しいと仮定すると，B 赤血球試薬との反応が問題点であり，ウラ検査で凝集反応がない・弱い原因を考える．

2．原　因

主な原因は p.86，**図 9.1.2** 参照．

3．原因解決のための手順（被検者情報の収集と追加検査）

（1）被検者情報の収集

収集すべき主な被検者情報は，p.85，**図 9.1.1** 参照．被検者情報を事前に入手しておくことで，不必要な追加検査を防ぐことができる．

(2) 追加検査の進め方

輸血を前提とした場合，原則的には，詳細な亜型分類は必要とせず，まずは，亜型の可能性があるかの鑑別が重要である．日本輸血・細胞治療学会より，ABO血液型検査における予期せぬ反応からABO亜型を鑑別するためのフローチャートが公開されている[1]（p.62〜63，**図7.1.1**〜**7.1.3**参照）．

この症例への対処法は，p.62，**図7.1.1**参照．

(3) 追加検査の実施

ウラ検査において"反応時間の延長"，"検体量の増量"，"低温静置"を実施する．これらを実施してもウラ検査の反応に実施前と比較して変化がなければ，ABO不適合造血幹細胞移植の有無について確認する．移植歴がなければ，抗B吸着解離試験を実施する．陽性となった場合は，AB亜型の可能性を考慮し，状況に応じて，専門機関への相談を検討する．また，亜型の詳細分類を行う場合は，以下のような各種亜型検査を行う．
1) 抗A1レクチン，抗Hレクチンとの反応性
2) 唾液中の型物質検査
3) 被検者血漿（血清）中の糖転移酵素活性測定

4. 結果の評価と判定

実施した追加検査と被検者情報を整理し，血液型の判定を行う．なお，問題点が解決しない場合は，再度問題点を洗い出し原因を考える．

この症例では，不規則抗体スクリーニング：陰性．ウラ検査における"反応時間の延長"，"検体量の増量"，"低温静置"でも凝集反応増強せず．造血幹細胞移植歴はなし，抗B吸着解離試験の結果は**表11.1.2**のようになった．その他，特筆すべき被検者情報はなかった．

以上より，この症例ではAB亜型の可能性が考えられた．

表11.1.2 抗B吸着解離試験の結果

	A1赤血球	B赤血球	O赤血球
解離液	0	3+	0

5. 輸血する血液製剤の選択について[1] (**表11.1.3**)

ABO亜型被検者への輸血で問題となるのは，37℃反応性抗A1，抗B，抗Hである．したがって，ウラ検査で抗体が検出されても間接抗グロブリン試験（IAT）が陰性であれば，通常のA型，B型，AB型の赤血球製剤を選択し，陽性であれば，O型の赤血球製剤を選択する．この症例の場合，37℃反応性抗A1や抗Bを保有しないAB亜型の可能性が考えられるため，血液製剤の血液型はAB型を選択し準備をする．

表11.1.3　ABO 亜型被検者への血液製剤の選択

分　類	オモテ検査		ウラ検査			ウラ検査(IAT)		吸着解離試験	血液製剤の血液型	
	抗 A 試薬	抗 B 試薬	A_1赤血球	B 赤血球	O 赤血球	A_1赤血球	B 赤血球		赤血球	血漿／血小板
A 亜型	+	0	**+**	+	0	**+**	不要		O	A
	+	0	+	+	0	0	不要		A	A
	0	0	0	+	0	不要	不要	A 抗原(+)	A	A
B 亜型	0	+	+	**+**	0	不要	**+**		O	B
	0	+	+	+	0	不要	0		B	B
	0	0	+	0	0	不要	不要	B 抗原(+)	B	B
AB 亜型	+	+	**+**	0	0	**+**	不要		B	AB
	+	+	+	0	0	0	不要		AB	AB
	+	+	0	**+**	0	不要	**+**		A	AB
	+	+	0	+	0	不要	0		AB	AB
	+	+	**+**	**+**	0	**+**	**+**		O	AB
	0	+	0	0	0	不要	不要	A 抗原(+)	AB	AB
	+	0	0	0	0	不要	不要	B 抗原(+)	AB	AB

+：通常の抗 A，抗 B による反応，**+**：37℃反応性の抗 A1 または抗 B による反応

〔井手大輔, 他：輸血のための検査マニュアル Ver.1.3.2, 日本輸血・細胞治療学会　輸血検査技術講習委員会（編), p.11, 2021. http://yuketsu.jstmct.or.jp/wp-content/uploads/2022/07/3757b362c7f7c34354513f31928b25f4.pdf より引用〕

　なお，まれなボンベイ（O_h）型の被検者には，37℃反応性の抗 H が自然抗体と存在するため，O 型の赤血球製剤を輸血することはできない．その場合は，ボンベイ（O_h）型の赤血球製剤を選択する．

11.1.2　温式自己抗体

　温式自己抗体による血液型検査への影響を考える．
　温式自己抗体が原因の場合の検査法の違いによる血液型検査への想定される影響を**表11.1.4**に示す．また，その際の解決法を**図11.1.1**に示す．

表11.1.4　温式自己抗体が原因の場合の検査法の違いによる血液型検査への影響

	ABO 血液型	RhD 血液型	コントロールカラム
試験管法	影響を及ぼす可能性は低い	Rh コントロールが陽性となることがある	―
カラム凝集法	予期せぬ反応を示すことがある		コントロールカラムが陽性となることがある
マイクロプレート法	影響を及ぼす可能性は低い	Rh コントロールが陽性となることがある	―

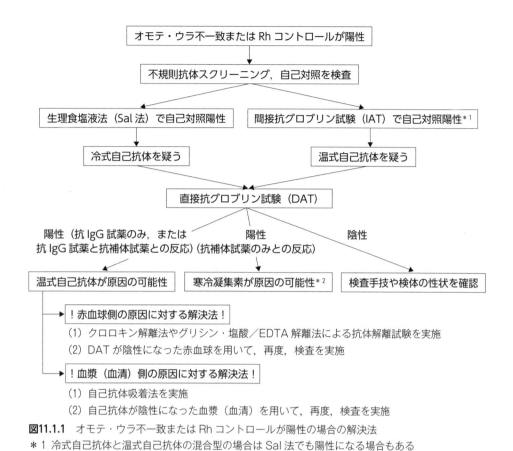

図11.1.1 オモテ・ウラ不一致または Rh コントロールが陽性の場合の解決法
＊1 冷式自己抗体と温式自己抗体の混合型の場合は Sal 法でも陽性になる場合もある
＊2 p.91，9.1.2参照

1．温式自己抗体による影響

症 例

表11.1.5 検査結果

抗 A 試薬	抗 B 試薬	抗 D 試薬	Cont	A$_1$ 赤血球	B 赤血球
4+	0	4+	1+	0	4+

（1）問題点

Rh コントロール（Cont）が陽性のため，RhD 血液型判定保留である．

（2）考え方

図11.1.1 にもとづき，直接抗グロブリン試験（DAT）を実施する**（表11.1.6）**．

表11.1.6 DATの結果

多特異抗ヒトグロブリン試薬	抗 IgG 試薬	抗補体試薬	対 照
3+	3+	0	0

（3）原因

温式自己抗体（IgG 型抗体）による非特異反応.

（4）解決法

図11.1.1 より，赤血球側に原因があると考えられるため，クロロキン解離法やグリシン・塩酸/EDTA 解離法による抗体解離試験を実施する **（表11.1.7）**.

表11.1.7　抗体解離試験の結果

	抗 A 試薬	抗 B 試薬	抗 D 試薬	Cont
初回検査	4+	0	4+	1+
酸解離後の赤血球にて検査	4+	0	4+	0

（5）結果

A 型 D 陽性と判定することができた.

（6）注意点

・クロロキン解離法では，Bg 血液型抗原が変性，グリシン・塩酸/EDTA 解離法では，Kell 血液型抗原が変性する.

・寒冷凝集素による反応であれば，DAT での補体陽性や血漿（血清）中の冷式自己抗体の影響により，ABO 血液型検査のオモテ検査やウラ検査にも影響をきたす. 今回の結果から ABO 血液型検査には影響をきたしておらず，寒冷凝集素が原因とは考えにくい.

・カラム凝集法を用いた検査では，ウラ検査において予期せぬ反応を示す. ウラ検査用赤血球試薬やカラム内に LISS や PEG 溶液が含まれているために，被検者血漿（血清）中の IgG 型自己抗体により，ウラ検査に異常な凝集をきたすことがある.

11.1.3　冷式抗体

冷式抗体による血液型検査への影響を考える.

冷式抗体が原因の場合の検査法の違いによる血液型検査への想定される影響を**表11.1.8** に示す. ABO 血液型検査における主な予期せぬ反応の原因を p.86，**図 9.1.2** に，RhD 血液型検査における主な予期せぬ反応の原因を**図11.1.1** に示す.

表11.1.8 冷式抗体が原因の場合の検査法の違いによる血液型検査への影響

	ABO 血液型	RhD 血液型	コントロールカラム
試験管法	予期せぬ反応を示すことがある	Rh コントロールが陽性となることがある	—
カラム凝集法	予期せぬ反応を示すことがある		コントロールカラムが陽性となることがある
マイクロプレート法	予期せぬ反応を示すことがある	Rh コントロールが陽性となることがある	—

1．冷式抗体による影響

（1）不規則抗体による予期せぬ反応

症 例

表11.1.9 検査結果

抗 A 試薬	抗 B 試薬	抗 D 試薬	Cont	A₁赤血球	B 赤血球
4+	0	4+	0	2+	4+

1）問題点

オモテ検査 A 型，ウラ検査 O 型，ABO 血液型判定保留である．

2）考え方

・**図11.1.1** に従い，原因を探る．

・不規則抗体や寒冷凝集素，連銭形成による反応の可能性を考える．

3）追加検査

不規則抗体検査を実施する（**表11.1.10**，**表11.1.11**）.

①不規則抗体スクリーニング

表11.1.10 不規則抗体スクリーニングの結果

生理食塩液法（Sal 法）	陽性
PEG 添加の間接抗グロブリン試験（IAT）	陽性

②抗体同定検査

Sal 法にて，自己対照は陰性，反応パターンから抗 M の特異性を示した．PEG 添加の IAT にて，自己対照は陰性，可能性の高い抗体として抗 M が推定された．反応増強剤無添加の IAT ではすべての赤血球と陰性を示した．

③被検者赤血球の MN 血液型検査

表11.1.11　被検者赤血球の MN 血液型検査の結果

抗 M との反応		抗 N との反応	
患者	陽性対照（MN）	患者	陽性対照（MN）
0	3+	3+	3+

　以上の結果から，被検者血漿（血清）中に不規則抗体抗 M が検出された.

4）原因

　不規則抗体により，陽性反応を示している.

5）解決法

・M 抗原陰性の A₁，B 赤血球試薬を用いてウラ検査を実施する*.

・M 抗原陽性の O 型赤血球を用いて，血漿（血清）中の抗 M を吸着後，検査を行う.

6）結果

　不規則抗体検査より，抗 M が同定され，ウラ検査の予期せぬ反応は抗 M によるものであった.精査の結果，オモテ・ウラ一致の A 型と判定することができた.

7）まとめ

　不規則抗体による陽性反応であれば，ABO 血液型検査のウラ検査に予期せぬ反応を示す.

(2) 冷式自己抗体（寒冷凝集素）による予期せぬ反応

■ **症 例**

表11.1.12　検査結果

抗 A 試薬	抗 B 試薬	抗 D 試薬	Cont	A₁赤血球	B 赤血球
4+	2+	4+	2+	4+	4+

1）問題点

・オモテ検査判定保留，ウラ検査 O 型，ABO 血液型判定保留である.

・Rh コントロール（Cont）が陽性のため，RhD 血液型判定保留である.

2）考え方

　オモテ・ウラ不一致，および Rh コントロールが陽性のため，p.86，**図 9.1.2** および**図 11.1.2** のフローチャートに従い，原因を探る.

＊ 市販のウラ検査用赤血球試薬は複数本プールされて作製されているため，M 抗原陰性である確率は低い

3）追加検査

①オモテ検査

被検者赤血球を37℃温生理食塩液で数回洗浄し，被検者赤血球浮遊液を37℃に保った状態でオモテ検査を実施する（**図11.1.2**）．

②ウラ検査

患者血漿（血清）および A_1 赤血球試薬，B 赤血球試薬を37℃に予備加温してウラ検査を実施する．

③寒冷凝集素吸着試験

患者血漿（血清）の寒冷凝集素を自己赤血球にて 4℃で 1 時間吸着を行う．この際，自己赤血球を ZZAP 処理することによって吸着効率が高くなる．

4）結果

オモテ検査は37℃温生理食塩液での赤血球の洗浄で，A 型と判定した．血漿（血清）と自己赤血球で寒冷凝集素を吸着したうえで，ウラ検査を実施したところ，A 型と判定した．以上より，オモテ・ウラ検査が一致し A 型と判定した．

寒冷凝集素価を測定したところ，寒冷凝集素価は4,096倍と異常高値であった．

低力価の場合は，非特異反応が消失するまで被検者赤血球*を 37℃温生理食塩液で数回洗浄して再検査

↓

高力価の場合は，採血直後から検査までの間，検体が 37℃以下にならないように保温

↓

上記の方法においても非特異反応が消失しない場合は，0.01M DTT を用いて被検者赤血球に感作している IgM 型自己抗体を変性／破壊したのち再検査

図11.1.2 寒冷凝集素が原因の場合のオモテ検査の解決のためのフローチャート
＊ 2～5％被検者赤血球浮遊液は37℃温生理食塩液で作製

11.1.4 連銭形成[2]

1．連銭形成とは（**図11.1.3**）

多発性骨髄腫や肝硬変などの高蛋白血症を示す疾患やデキストランなどの高分子血漿増量剤の投与などにより，血漿（血清）の膠質状態の異常により赤血球が"硬貨を重ねた"ような凝集形態をとることで，ウラ検査で予期せぬ反応を呈する．このような場合の対応方法を**図11.1.4** に示す．

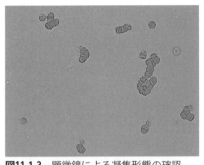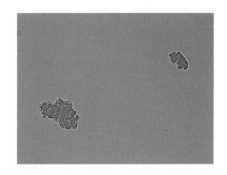

図11.1.3　顕微鏡による凝集形態の確認
被検者検体（連銭形成）60×（左），赤血球凝集（参考）60×（右）.

〔李　悦子：「10.1 ABO 血液型」，輸血・移植検査技術教本 第 2 版, p.163, 日本臨床衛生
検査技師会（監修），奥田　誠，川畑絹代，他（編），丸善出版，2023. より引用〕

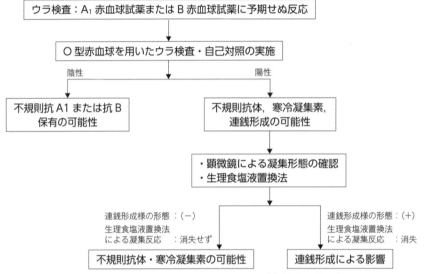

図11.1.4　ウラ検査に予期せぬ反応を示した場合の原因と追加検査の進め方

2．被検者情報の収集

　このような症例は多発性骨髄腫や肝硬変などの患者に起こりやすいとされている．現病歴や総蛋白（TP）・アルブミン・アルブミン／グロブリン比（A/G 比）を中心とした臨床検査値を確認することが原因の推測に役立つことが多い．

11.2　RhD 血液型判定困難事例（weak D, partial D）

1．D 陰性

　RhD 抗原は蛋白抗原で，多くのエピトープ（抗原決定基）から構成されている．D 陰性者は D 抗原をもたないが，ABO 血液型とは異なり規則性の抗 D をもたず，D 抗原の輸血や妊娠といった

免疫刺激により，抗 D を産生する場合がある．

2．weak D

D 陽性との抗原の質的な違いはなく，抗原量が少ないながら，すべての D 抗原エピトープをもつと考えられている．抗原量が少ないために，直接凝集法では抗 D 試薬で凝集を示さない．しかし D 抗原量は個体により異なり，その抗原量（発現しているエピトープの数）は weak D 個体間で一定ではなく連続的な差がある[3]．また抗 D 試薬との反応の強さは試薬の組成や抗体価にも左右されるため，使用する試薬によって同じ個体の赤血球でも，D 陽性あるいは weak D と判定される場合もあり得る．

3．partial D

前述のとおり，D 抗原は多数のエピトープからなる．このエピトープが一部欠損した D 抗原を保有する場合，一部の抗 D 試薬（モノクローナル抗体）とは反応しない．これを partial D（部分抗原欠損）とよぶ．通常の D 抗原エピトープの一部を自身がもっていないことで，輸血や妊娠による D 陽性赤血球の免疫刺激で，抗 D を産生することもある（D 陰性個体よりは産生リスクは低い）．

4．各種抗体試薬と反応性

抗体試薬は単一のモノクローナル抗体からなるものもあるが，モノクローナル抗体をブレンドした試薬（IgG 型抗体＋IgM 型抗体），モノクローナル抗体とポリクローナル抗体をブレンドした試薬なども市販されており，検査に用いる場合は，それぞれの試薬の添付文書を確認し特徴をよく理解したうえで選択する必要がある．D 陰性確認試験への使用可否についても，添付文書を確認する．

それぞれのエピトープを区別できる抗体試薬があれば weak D, partial D のタイプを鑑別できるが，一般の検査室においてそれは難しく，日常検査においてこれらを血清学的に厳密に分類することは困難である．weak D の反応を呈するものには partial D が含まれる場合もあり，輸血の対応は weak D, partial D 共通で適用できる方法を選択することが現実的といえる．

5．検査手法による違い

抗 D 試薬との反応は一般的に試験管法に比べ，カラム凝集法で強く反応するとの報告がある．そのためカラム凝集法による RhD 血液型検査において，（3＋）以下の凝集を示す場合は weak D や partial D の可能性を考慮し，試験管法での再検査を行うことが望ましい．

近年，血液型検査の精査目的に遺伝子検査の技術が応用されており，RhD 血液型についても遺伝子タイプによって分子生物学的知見が得られている．しかし，RhD 血液型を規定する *RHD* 遺伝子および *RHCE* 遺伝子において再構成が起こっている場合，血清学的タイプと遺伝子タイプが乖離する場合がある．

11.2.1　D陰性確認試験

フロー
チャート

■■ D陰性確認試験の手順

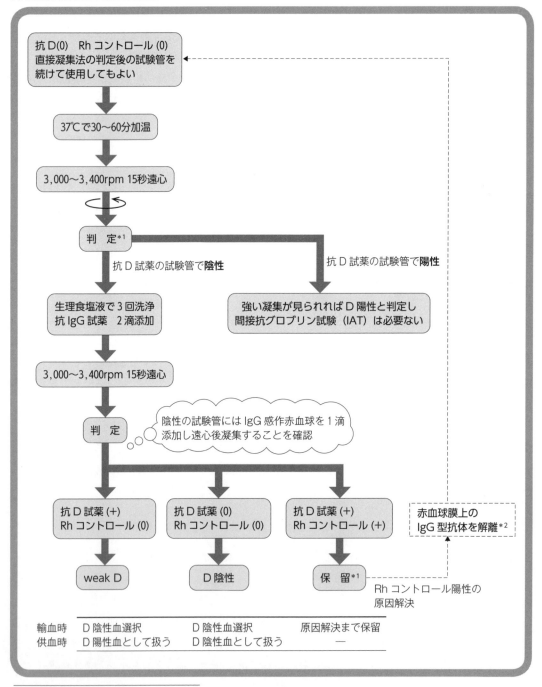

* 1　どの段階においても Rh コントロール陽性の場合は判定を保留し，原因を追及する
* 2　グリシン・塩酸/EDTA 解離法や，クロロキン二リン酸により赤血球膜上の IgG 型抗体を解離する

┃ 検査の注意点

1．D 陰性確認試験の必要性

weak D の場合は D 陰性血の輸血が推奨されることから，D 陰性確認試験は必ずしも行う必要はない[4]．

2．Rh コントロールの必要性

直接抗グロブリン試験（DAT）陽性時など被検者赤血球の自己凝集がある場合，D 抗原検査において偽陽性を呈する場合があるため，Rh コントロールは RhD 血液型検査の際は必ず陰性対照として実施する．使用する抗 D 試薬の添付文書に記載されている Rh コントロールを使用する．

3．Rh コントロールが陽性の場合の対処法

直接凝集法で陽性の場合，寒冷凝集素のような IgM 型自己抗体の感作による非特異反応や DAT 強陽性の可能性がある．寒冷凝集素（冷式自己抗体）が感作している場合は，赤血球を37℃温生理食塩液で数回洗浄し，再検査する（p.86, 9.1.1 参照）．それでもコントロールが陰性化しない場合は 0.01M DTT 処理によって IgM 型抗体を変性，破壊したのち検査を実施する（p.87, 9.1.1 参照）．その他の要因で DAT が強陽性を呈する場合はその原因を究明する必要がある．

D 陰性確認試験（IAT）で陽性の場合，IgG 型温式自己抗体による非特異反応の可能性を考慮し，グリシン・塩酸/EDTA 解離法（p.88, 9.1.1 参照）や，クロロキン二リン酸によって赤血球膜上の IgG 型抗体を解離してから検査を実施する[5]．

┃ 結果と解釈

抗 D 試薬の試験管で凝集が見られれば D 陽性，抗 D 試薬の試験管で凝集が見られなければ陰性と判断する．ただし，どの段階であろうと Rh コントロールで凝集が見られる場合は判定保留とし，原因の追究を行う **（表11.2.1）**．

表11.2.1 D 陰性確認試験の結果の解釈

	抗 D 試薬		Rh コントロール
	ポリクロ	モノクロ	
D 陰性	0	0	0
weak D	+	+	0
partial D	+	＋または 0 *	0
保　留	+	+	+

＊ 被検者の保有する D 抗原エピトープと，抗 D 試薬の認識部位の
　組み合わせにより陽性，陰性ともあり得る．

抗 D 試薬との反応が弱い場合は，組成の異なる別の試薬との反応を確認する．また直接凝集法で部分凝集を呈する場合は，輸血歴，造血幹細胞移植歴，双生児キメラなど部分凝集を起こし得る原因を考察する．

11.2.2　輸血への対応

1．D 陰性者への輸血

（1）赤血球製剤

　D 陰性血を選択し準備する．緊急時など，血液型未確定で D 陽性の O 型赤血球製剤の輸血を行った場合，D 陰性が判明した時点でなるべく早く D 陰性血に切り替える．ABO 同型の D 陰性血が確保困難な場合は，D 陰性血を優先し，ABO 血液型は異型適合血を使用することも考慮する[4]．

（2）血漿製剤

　血小板，新鮮凍結血漿などの血漿製剤も，D 陰性患者には D 陰性血を優先して選択する．とくに，妊娠可能な被検者の場合は抗 D の産生を防ぐため，D 陰性の製剤選択が望ましい．血小板製剤には赤血球が微量に含まれており，D 陽性の血小板製剤を輸血した場合は，抗 D の産生を予防する目的で抗 D 免疫グロブリン（RhIg）製剤の投与を検討する[4]．

2．weak D，partial D 患者への輸血

　D 陽性の輸血を受けて抗 D を産生する場合もあるため，受血者としては D 陰性として取り扱う[1]．

3．妊婦への対応

　D 陰性妊婦には，妊娠中期（28週）および分娩後72時間以内に RhIg を投与し，抗 D の産生を予防する．

11.3　冷式自己抗体保有症例

　冷式自己抗体による不規則抗体検査や交差適合試験への影響を考える．

1．冷式自己抗体（寒冷凝集素）による予期せぬ反応

　寒冷凝集素による影響は不規則抗体検査や交差適合試験に予期せぬ反応を示すだけではなく，ABO 血液型検査においてもオモテ検査，ウラ検査双方に予期せぬ反応を示す．また，Rh コントロールが偽陽性となり，予期せぬ反応を示す．ABO 血液型検査や RhD 血液型検査における精査方法は p.85，9.1 参照，ここでは不規則抗体検査や交差適合試験における精査方法を記載する．

症 例

表11.3.1 不規則抗体スクリーニング

方法	スクリーニング赤血球		
	I	II	Di^a
生理食塩液法（Sal 法）	4+	4+	4+
PEG 添加の間接抗グロブリン試験（IAT）	4+	4+	4+

表11.3.2 交差適合試験

方法	赤血球製剤	自己対照
Sal 法	4+	4+
PEG 添加の IAT	4+	4+

（1）考え方

　自己対照を含めたすべての赤血球と反応を示しており，Sal 法，PEG 添加の IAT ともに陽性である．このため，冷式自己抗体による反応の可能性を考える．

（2）追加検査

1）Sal 法

　予期せぬ反応の原因を探るためのフローチャートを**図11.3.1**に示す．

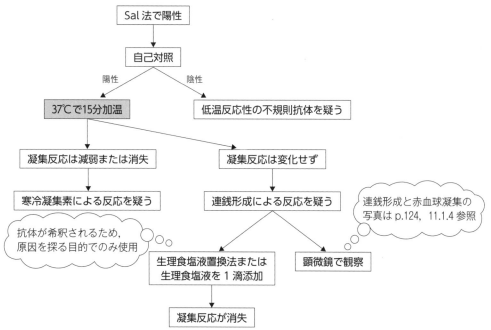

図11.3.1 冷式自己抗体による予期せぬ反応の解決のためのフローチャート

2) 直接抗グロブリン試験 (DAT) **(表11.3.3)**

寒冷凝集素症候群では，DAT を実施すると陽性であり，補体成分のみが陽性になる．抗補体試薬との反応は，判定を行った後，5 分放置して，再度遠心，判定を行うことに注意する．補体との反応は，直後判定陰性でも 5 分後陽性となるためである．

表11.3.3　DAT の結果

多特異抗ヒトグロブリン試薬	抗 IgG 試薬	抗補体試薬	対　照
2+	0	2+	0

3) IAT による同種抗体の確認

①自己抗体吸着 **(図11.3.2)**

過去 3 か月以内に輸血歴のない場合は，被検者赤血球を自己抗体吸着に用いることができる．寒冷凝集素の吸着には，ウサギ赤血球ストローマを用いた寒冷凝集吸着試薬が市販されている．PEG 溶液を用いて被検者赤血球 1 容：被検者血漿（血清）1 容：PEG 溶液 1 容を 4℃で反応させることで冷式自己抗体（抗 I）を吸着することが可能である．また，ZZAP 処理した被検者赤血球を用いて，4℃で 1 時間反応させることで吸着する方法もある．

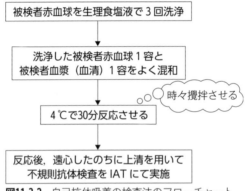

図11.3.2　自己抗体吸着の検査法のフローチャート

②DTT 処理

血漿（血清）を 0.01M DTT 処理した後に不規則抗体検査する方法もある．DTT 処理することにより，臨床的意義のある IgG 型抗体のみを検出する（p.94，9.1.2 参照）．

被検者血漿（血清）DTT 処理の手順

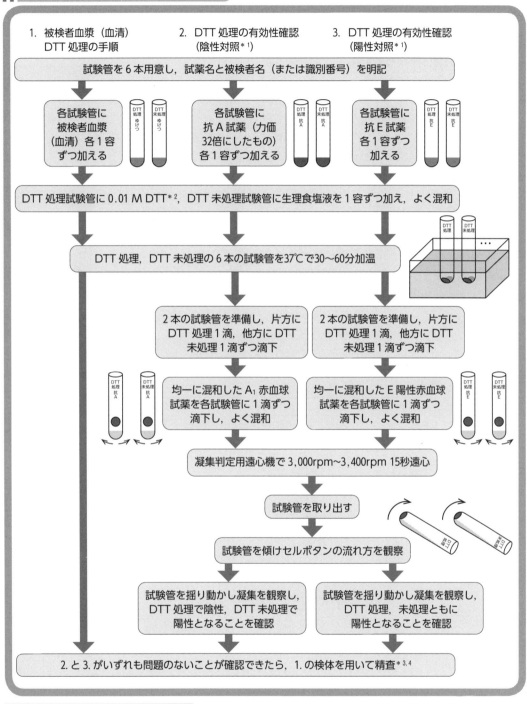

1. 被検者血漿（血清）DTT 処理の手順
2. DTT 処理の有効性確認（陰性対照*1）
3. DTT 処理の有効性確認（陽性対照*1）

試験管を 6 本用意し，試薬名と被検者名（または識別番号）を明記

各試験管に被検者血漿（血清）各 1 容ずつ加える

各試験管に抗 A 試薬（力価 32 倍にしたもの）各 1 容ずつ加える

各試験管に抗 E 試薬各 1 容ずつ加える

DTT 処理試験管に 0.01 M DTT*2，DTT 未処理試験管に生理食塩液を 1 容ずつ加え，よく混和

DTT 処理，DTT 未処理の 6 本の試験管を 37℃で 30～60 分加温

2 本の試験管を準備し，片方に DTT 処理 1 滴，他方に DTT 未処理 1 滴ずつ滴下

2 本の試験管を準備し，片方に DTT 処理 1 滴，他方に DTT 未処理 1 滴ずつ滴下

均一に混和した A_1 赤血球試薬を各試験管に 1 滴ずつ滴下し，よく混和

均一に混和した E 陽性赤血球試薬を各試験管に 1 滴ずつ滴下し，よく混和

凝集判定用遠心機で 3,000rpm～3,400rpm 15 秒遠心

試験管を取り出す

試験管を傾けセルボタンの流れ方を観察

試験管を揺り動かし凝集を観察し，DTT 処理で陰性，DTT 未処理で陽性となることを確認

試験管を揺り動かし凝集を観察し，DTT 処理，未処理ともに陽性となることを確認

2. と 3. がいずれも問題のないことが確認できたら，1. の検体を用いて精査*3,4

---

*1 DTT 処理の有効性が確認されたら，DTT 処理血漿（血清）を用いて，IAT にて不規則抗体検査を実施する
*2 0.01M DTT を使用（p.94，9.1.2 参照）．DTT はそのつど新しいものを室温解凍する
*3 DTT 処理による血漿（血清）は 2 倍希釈されるため，0.05 M DTT を用いた 1.1 倍の希釈方法（変法）を用いる方法もある
*4 DTT 処理による血漿（血清）は ABO 血液型検査のウラ検査に使用することはできない

③血液型物質による中和試験

　抗 I または抗 Lewis などの冷式抗体と同種抗体の共存が疑われ，同定が困難な場合，型物質（I または Lewis 物質）を用いることでこれらの抗体を中和することができる．中和後の血漿（血清）を用い，他の同種抗体を同定する．

　寒冷凝集素では採血直後から37℃を維持して検査することや洗浄に使用する生理食塩液も加温して使用するとよい．また，一度結合した補体成分は赤血球から解離せず，多特異抗ヒトグロブリン試薬では陽性となるので，抗 IgG 試薬の使用も考慮する．

２．輸血の対応

　通常の輸血では加温の必要はないが，寒冷凝集素症による急性自己免疫性溶血性貧血（AIHA）患者への輸血の際は加温が必要な場合がある．

　その際には，血液製剤の溶血を起こさないよう温度管理することに留意する．

　また，人工心肺使用下の心臓手術や長時間の手術では低体温への特別な配慮が必要であり，臨床側との十分なコミュニケーションが重要になってくる．

11.4　IgG 型温式自己抗体保有症例

　温式自己抗体による不規則抗体検査や交差適合試験への影響を考える．

１．温式自己抗体による影響

　温式自己抗体保有被検者は生体内で赤血球抗原が IgG 型抗体や補体で感作されているため，直接抗グロブリン試験（DAT）陽性になることが多い．この場合，不規則抗体検査や交差適合試験の自己対照が間接抗グロブリン試験（IAT）で陽性となる．

┃┃ 症　例

表11.4.1　不規則抗体スクリーニング

方法	スクリーニング赤血球		
	I	II	Di[a]
生理食塩液法（Sal 法）	0	0	0
PEG 添加の間接抗グロブリン試験（IAT）	3+	3+	3+

表11.4.2　交差適合試験

方法	赤血球製剤	自己対照
Sal 法	0	0
PEG 添加の IAT	3+	3+

（1）考え方

自己対照を含めたすべての赤血球と反応を示しており，Sal 法では陰性，PEG 添加の IAT では陽性である．このため，温式自己抗体による反応の可能性を考える．

図11.4.1 に検査の進め方を示す．不規則抗体スクリーニングが陰性の場合と陽性の場合で対応が異なる．

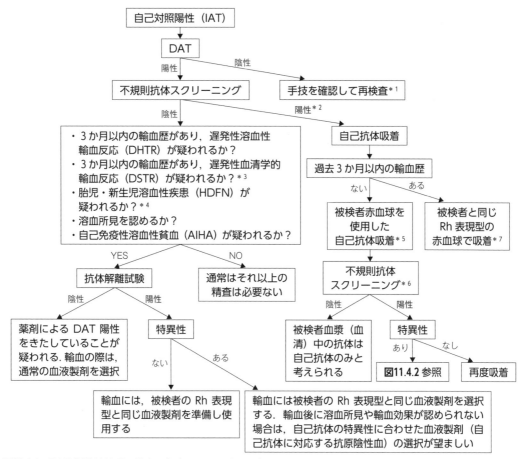

図11.4.1　DAT 陽性被検者の精査のためのフローチャート

＊1　反応増強剤などの非特異反応の可能性

＊2　汎反応性の凝集を示す

＊3　同種抗体が輸血された赤血球に結合して DAT 陽性になっていることが想定される

＊4　母親から移行した抗体が児の赤血球に結合して DAT 陽性になっていることが考えられる

＊5　ただし，被検者赤血球にすでに多量の自己抗体が結合しているため，被検者血漿（血清）中の自己抗体を効率よく吸着することができない．このため，グリシン・塩酸/EDTA 解離法や ZZAP 処理した自己赤血球にて吸着を試みる．ただし，ZZAP 処理法では MNS，Duffy および Xg 血液型抗原は変性，または減弱されるので，これらの自己抗体は吸着できない

＊6　自己抗体吸着後の被検者血漿（血清）を用いる

＊7　3 か月以内に輸血歴がある場合，輸血された赤血球が残存するため，被検者血漿（血清）中の同種抗体が吸着されてしまう可能性がある．そのため，Rh および Kidd 血液型などが被検者の血液型と一致した赤血球を使用して吸着することが望ましい

　数種類の赤血球を組み合わせて吸着を試みる場合に吸着に用いる赤血球を**表11.4.3**に，結果の解釈を**表11.4.4**に示す．

表11.4.3　吸着に用いる赤血球

吸着に用いる赤血球	Rh 表現型	Kidd 血液型
その1	R_1R_1 D+C+c−E−e+	Jk（a+b−）
その2	R_2R_2 D+C−c+E+e−	Jk（a−b+）

表11.4.4　結果の解釈

	吸着に用いた赤血球	吸着後の解離液	結果の解釈
結果パターン1	その1	抗 c や抗 E や抗 Jk^b のパターンを示す	同種抗体として抗 c や
	その2	特異性を認めない	抗 E や抗 Jk^b を疑う
	吸着に用いた赤血球	吸着後の解離液	結果の解釈
結果パターン2	その1	特異性を認めない	同種抗体として抗 C や
	その2	抗 C や抗 e や抗 Jk^a のパターンを示す	抗 e や抗 Jk^a を疑う

2．被検者赤血球の抗原確認

　自己抗体の吸着において同種抗体が疑われた場合は，被検者赤血球の当該抗原の有無を確認する必要がある．輸血前の被検者赤血球で検査を実施するか，成分が IgM 型の抗体試薬で検査する．

　輸血前に DAT 陽性の場合は，抗原検査の際に自己抗体の影響を受ける場合がある．このため，クロロキン解離法やグリシン・塩酸/EDTA 解離法にて解離した赤血球を用いて被検者赤血球抗原を検査する．このとき，クロロキン解離法では Bg 血液型抗原が変性すること，グリシン・塩酸/EDTA 解離法では Kell 血液型抗原が変性することから，それらの血液型抗原検査を実施する際は影響を受けない方法を用いる．

3．輸血の対応

　自己抗体保有被検者への輸血の対応を**図11.4.2**に示す．

　自己免疫性溶血性貧血（AIHA）患者は一般に免疫能が亢進しており，輸血後に同種抗体を産生しやすい．AIHA の15～40%（平均32%）に同種抗体が検出されるとの報告[6, 7]もあり，AIHA 患者への赤血球製剤の選択においては，溶血性輸血反応（HTR）防止の観点から，同種抗体共存の有無の確認，輸血による同種抗体産生防止が重要となる．

　AIHA 患者では全身状態や心肺機能の予備能を考慮して輸血療法の是非を決定し，救命的な輸血は機を失することなく行い，生命維持に必要なヘモグロビン（Hb）濃度を維持する必要がある．自己抗体による輸血後血液への影響は自己の血液も同じレベルで破壊されているために，過剰に恐れる必要はないとされる．ただし，適切な血清学的評価の後でも不適合輸血のリスクや溶血反応のことを考え，大量の急速な輸血は避け，必要最低限の適切な輸血療法を心がける．検査判定や安全な輸血のためには，臨床医と輸血検査部門との緊密な情報共有が大変重要である[8]．

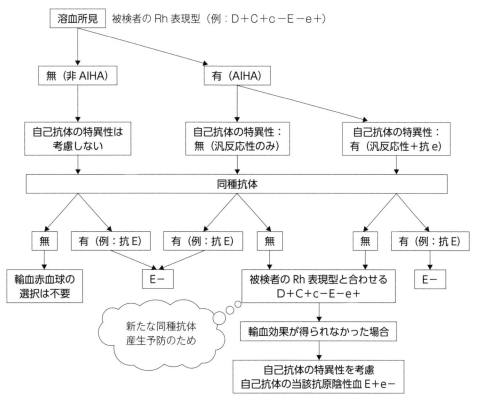

図11.4.2 自己抗体保有被検者への輸血対応のためのフローチャート

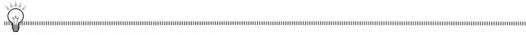

輸血赤血球を選択するうえでの優先順位
(1) 同種抗体の有無⇒HTRの防止
(2) Rh表現型の一致／適合⇒AIHA患者の同種抗体産生防止
(3) 自己抗体の特異性⇒AIHA患者の輸血効果

4．分子標的治療薬の影響

多発性骨髄腫に対する治療薬である抗CD38抗体治療薬（ダラツムマブ，イサツキシマブなど）が投与された患者の場合，IATにて偽陽性となるため，これらの投薬歴の情報を得て，温式自己抗体との鑑別も必要になる．DATは陽性になるが，陰性になる場合もある．この場合は，高頻度抗原に対する抗体との鑑別も必要となってくる．抗CD38抗体治療薬投与によるIAT偽陽性は，投与後最大6か月まで影響することがある．

■ 症　例

表11.4.5　不規則抗体スクリーニング検査

方法	スクリーニング赤血球		
	I	II	Di^a
Sal 法	0	0	0
PEG 添加の IAT	1+	1+	1+

表11.4.6　交差適合試験

方法	赤血球製剤	自己対照
Sal 法	0	0
PEG 添加の IAT	1+	1+

（1）考え方

　自己対照を含めたすべての赤血球と反応を示しており，Sal 法では陰性，PEG 添加の IAT では陽性である．このため，温式自己抗体による反応との鑑別が必要である．投薬歴を含めた被検者情報の確認が重要である．

（2）追加検査

p.100，9.3 参照.

11.5　抗原表の特異性と反応パターンが一致しないとき，考えられることは何か？

■ 症　例

　67歳女性，消化管出血のため赤血球輸血を予定している．輸血前に抗体同定検査が依頼された．輸血歴：あり，妊娠歴：あり.

　不規則抗体スクリーニングが陽性となり，同定検査を実施した．**表11.5.1** に同定検査結果を示す.

表11.5.1 不規則抗体同定検査の抗原表

Cell No.	Rh-hr					KELL		DUFFY		KIDD		Xg	LEWIS		MNS				P	Special antigen Typing	Test results		
	D	C	E	c	e	K	k	Fy^a	Fy^b	Jk^a	Jk^b	Xg^a	Le^a	Le^b	S	s	M	N	P$_1$		Sal	PEG-IAT	IgG感作赤血球
1	+	+	0	0	+	0	+	0	+	+	0	+	0	+	0	+	0	+	+		0	0	+
2	+	+	0	0	+	+	+	+	+	0	+	+	0	+	+	0	+	0	+		1+	1+	N.T.
3	+	0	+	+	0	0	+	0	+	0	+	+	0	0	+	+	+	+	0	Di(a+)	W+	2+	N.T.
4	+	0	0	+	+	0	+	0	0	+	0	+	0	+	+	+	+	+	0		W+	W+	N.T.
5	0	0	0	+	+	+	+	+	+	+	0	+	0	+	0	+	+	0	+		1+	1+	N.T.
6	0	0	+	+	0	0	+	+	0	+	0	0	0	+	+	0	+	0	0		0	1+	N.T.
7	0	0	0	+	+	+	+	0	+	0	+	+	+	0	+	+	+	0	+		1+	1+	N.T.
8	0	0	0	+	+	0	+	+	+	+	+	+	0	+	S	0	+	+	0		W+	W+	N.T.
9	0	0	0	+	+	0	+	0	+	0	+	+	0	0	0	0	0	0	+		0	0	+
10	0	0	0	+	+	0	+	0	+	0	+	+	0	0	0	0	0	0	+		0	0	+
11	+	+	0	0	+	0	+	0	0	0	+	0	+	+	0	+	+	+			W+	W+	N.T.
PC																					0	0	+

同定検査においてパネル赤血球の各反応相から「可能性の高い抗体」，次に間接抗グロブリン試験（IAT）で消去法を実施して「否定できない抗体」を推定する[1, 9]（p.42，3.2.3 参照）**（表11.5.2）**.

表11.5.2 不規則抗体同定検査の抗原表（消去法）

Cell No.	Rh-hr					KELL		DUFFY		KIDD		Xg	LEWIS		MNS				P	Special antigen Typing	Test results		
	D	C	E	c	e	K	k	Fy^a	Fy^b	Jk^a	Jk^b	Xg^a	Le^a	Le^b	S	s	M	N	P$_1$		Sal	PEG-IAT	IgG感作赤血球
1	+	+	0	0	+	0	+	0	+	+	0	+	0	+	0	+	0	+	+		0	0	+
2	+	+	0	0	+	+	+	+	+	0	+	+	0	+	+	0	+	0	+		1+	1+	N.T.
3	+	0	+	+	0	0	+	0	+	0	+	+	0	0	+	+	+	+	0	Di(a+)	W+	2+	N.T.
4	+	0	0	+	+	0	+	0	0	+	0	+	0	+	+	+	+	+	0		W+	W+	N.T.
5	0	0	0	+	+	+	+	+	+	+	0	+	0	+	0	+	+	0	+		1+	1+	N.T.
6	0	0	+	+	0	0	+	+	0	+	0	0	0	+	+	0	+	0	0		0	1+	N.T.
7	0	0	0	+	+	+	+	0	+	0	+	+	+	0	+	+	+	0	+		1+	1+	N.T.
8	0	0	0	+	+	0	+	+	+	+	+	+	0	+	+	0	+	+	0		W+	W+	N.T.
9	0	0	0	+	+	0	+	0	+	0	+	+	0	0	0	0	0	0	+		0	0	+
10	0	0	0	+	+	0	+	0	+	0	+	+	0	0	0	0	0	0	+		0	0	+
11	+	+	0	0	+	0	+	0	0	0	+	0	+	+	0	+	+	+			W+	W+	N.T.
PC																					0	0	+

可能性の高い抗体：抗M
否定できない抗体：抗E，抗Jk^b，抗Di^a

1．結果と解釈

生理食塩液法（Sal 法）の結果，抗原の特異性と陽性反応を呈するパネル赤血球が完全に一致するため，可能性の高い抗体は抗M と考えられた．また，IAT の結果では，合致する抗原がなく，複数抗体の保有が考えられる．本症例では消去法で抗E，抗Jk^b，抗Di^a が否定できない抗体である **（表11.5.2）**.

2．次にすることは？

　Sal 法で陽性反応を呈する抗 M が IAT でも検出されていることを考え，抗 M の影響を排除する方法を検討する．M 抗原は酵素感受性があり，蛋白分解酵素処理により抗原が破壊，変性される性質がある．これを利用し，抗 M の反応を排除するために酵素処理したパネル赤血球による抗体同定検査を実施した（**表11.5.3，11.5.4**）．

追加検査（1）　酵素法による抗体の絞り込み

表11.5.3　不規則抗体同定検査の抗原表

Cell	Rh-hr					KELL		DUFFY		KIDD		Xg	LEWIS		MNS				P	Special antigen Typing	Test results
	D	C	E	c	e	K	k	Fy^a	Fy^b	Jk^a	Jk^b	Xg^a	Le^a	Le^b	S	s	M	N	P_1		Enz-IAT
1	+	+	0	0	+	0	+	0	+	+	0	+	0	+	0	+	0	+	+		0
2	+	+	0	0	+	+	+	+	+	0	+	+	0	+	+	0	+	0	+		0
3	+	0	+	+	0	0	+	0	+	0	+	+	0	0	+	+	+	+	0	Di(a+)	2+
4	+	0	0	+	+	0	+	0	0	+	+	+	0	0	0	+	+	+	0		0
5	0	+	0	0	+	+	+	+	+	+	0	+	0	+	0	+	+	0	+		0
6	0	+	0	+	+	0	+	0	0	+	0	0	0	+	+	+	+	+	+		1+
7	0	0	+	+	0	0	+	0	0	+	0	+	0	+	+	+	+	0	+		0
8	0	0	0	+	+	0	+	+	+	+	+	+	0	+	0	+	+	+	+		0
9	0	0	0	+	+	0	+	0	+	+	0	+	+	0	0	0	0	+	+		0
10	0	0	0	+	+	0	+	+	0	0	+	+	0	+	+	+	0	+	+		0
11	+	+	0	0	+	0	+	0	+	+	+	0	+	0	0	+	+	+	+		0
PC																					0

可能性の高い抗体：抗 E

　酵素法に用いる蛋白分解酵素であるブロメリン，パパイン，フィシンなどは，赤血球膜上の糖蛋白質に作用し，分解することにより負に帯電している糖蛋白末端のシアル酸を除去する．Duffy，MNS，Xg^a，JMH，Chido/Rogers などの血液型抗原は蛋白分解酵素で処理すると変性または破壊される[10]．この特徴をいかして，酵素処理赤血球を使用することにより反応を単純化させることが可能である．

3．結果と解釈

　抗 M による IAT の干渉があると想定されるために，酵素によって M 抗原を変性させたのちに酵素処理したパネル赤血球との IAT によって抗 E が存在する可能性が高いと考えられた．
　この時点で可能性の高い抗体として抗 M，抗 E が考えられる．

4．次にすることは？

　否定できない抗体である抗 Jk^b，抗 Di^a について追加検査などで絞り込みを行う．

追加検査（2）　追加パネル赤血球による絞り込み
　追加パネル赤血球によって特異性同定を進める．

　追加パネル赤血球の選択の基本は「推定される複数の特異性に対し，抗原を一つのみもつパネル赤血球，量的効果が認められる抗原については，ホモ接合体のパネル赤血球」を選択することである．

　本症例では，抗 M と抗 E が可能性の高い抗体として推定されている．抗 Jkᵇ を否定するために追加パネル赤血球12，抗 Diᵃ を否定するために追加パネル赤血球13を追加する．前述の基本にのっとって「E－かつ M－かつ Jk(a－b＋)」「E－かつ M－かつ Di(a＋)」のパネル赤血球を追加することで抗 Jkᵇ と抗 Diᵃ の存在を否定できる **(表11.5.4)**.

表11.5.4　追加パネル赤血球の抗原表

Cell No.	Rh-hr					KELL		DUFFY		KIDD		Xg	LEWIS		MNS				P	Special antigen Typing	Test results	
	D	C	E	c	e	K	k	Fyᵃ	Fyᵇ	Jkᵃ	Jkᵇ	Xgᵃ	Leᵃ	Leᵇ	S	s	M	N	P₁		PEG-IAT	IgG感作赤血球
12	+	+	0	0	+	+	+	+	+	0	✳	+	0		+	0	0	+	+		0	+
13	+	+	0	0	+	0	+	0	+	+	0					0				Di(a+)	0	+

追加検査（3）　吸着解離試験による抗体の分離

　追加検査（2）で示すように適する追加パネル赤血球が入手できる場合には絞り込みができる．しかし，たとえば「E－かつ M－かつ Di(a＋)」の赤血球が入手できない場合もある．その場合には吸着解離試験による抗体の分離が有用である．

　「E＋かつ M＋かつ Di(a－)」の赤血球を準備し，被検者血漿（血清）：「E＋かつ M＋かつ Di(a－)」赤血球：ポリエチレングリコール溶液（PEG 溶液）を 1：1：1 で混和し，37℃で15分反応させる．その後，被検者検体を遠心して上清を用いて「E＋かつ M＋かつ Di(a＋)」パネル赤血球と反応させる．吸着後の上清を用いて IAT を実施し，反応が陰性の場合には抗 Diᵃ は否定される．

　この原理は「E＋かつ M＋かつ Di(a－)」赤血球と被検者血漿（血清）を反応させることで，被検者血漿（血清）中に存在する抗 M と抗 E は「E＋かつ M＋かつ Di(a－)」赤血球に吸着して赤血球とともに管底に沈む．もし，被検者血漿（血清）中に抗 Diᵃ が存在する場合には検体の上清に残ることになる **(図11.5.1)**.

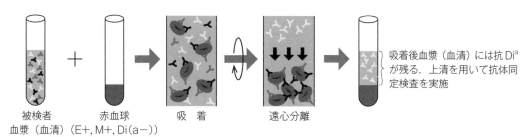

被検者血漿（血清）（E＋, M＋, Di(a－)）　　赤血球　　吸　着　　遠心分離　　吸着後血漿（血清）には抗 Diᵃ が残る．上清を用いて抗体同定検査を実施

図11.5.1　吸着解離試験による抗体の分離
Y：抗 E，Y：抗 M，Y：抗 Diᵃ
「E＋かつ M＋かつ Di(a－)」の赤血球と被検者血漿（血清）を反応させることで抗 E，抗 M を吸着させる．抗体吸着後に遠心すれば，抗 Diᵃ がある場合には遠心後の上清に残る．

　今回は実施していないが，吸着後の赤血球で抗体解離試験を実施すると抗 E，抗 M を検出することもできる．このように複数の抗体の存在が疑われる場合には吸着解離試験を実施することで抗体の分離が可能である．吸着操作時には，抗体の吸着時に目的としていない同種抗体が一緒に吸着されてしまう現象（松橋・緒方現象）が生じることに注意する．

追加検査（4）　被検者血液型抗原の確認

　通常は自己が保有する抗原に対して抗体を産生することはない．そのため，複数抗体が存在し抗体の特異性が絞り込めない場合には被検者血液型抗原を確認することで産生し得る抗体を推定することができる．本症例で考えると，最初に否定できない抗体としてあげられた抗 E，抗 Jk^b，抗 Di^a のうち，被検者血液型抗原が Jk(b+)，Di(a+) であれば抗 Jk^b と抗 Di^a を同種抗体として産生することはないと判断でき，抗体の絞り込みが進められる．

　また，特異性が同定された場合にも被検者の血液型抗原を確認することで同種抗体であることを確認することができる．

　本症例では被検者血液型が E−，M− であった．抗体同定検査で抗 E と抗 M が可能性の高い抗体と考えられるが被検者血液型から矛盾なく同種抗体と考えることができる．

追加検査（5）　可溶性抗原による中和

　本症例には該当しないが，可溶性抗原による中和という方法もある．Lewis 血液型物質，P1 型物質などは可溶性抗原が市販されている．これらの可溶性抗原を使用することで抗体を中和することができ，複数抗体が存在する場合には反応を単純化したり，単一抗体の場合にも存在を証明したりするのに有用である．

　今回の抗原表の特異性と反応パターンが一致しない症例は，Sal 法から抗 M の存在を考え，さらに複数抗体の存在が考えられたため酵素処理赤血球を用いた追加検査で反応を単純化し抗 E を検出した．さらに追加パネル赤血球によって抗 Di^a を否定し，抗 E と抗 M の二種類の特異性を同定することができた．

　このように複数抗体の存在が考えられるときは**図11.5.2**のような考え方で検査を進める[1]．

　酵素法や吸着解離試験，可溶性抗原による中和操作によって反応を単純化することは複数抗体を疑う場合に有効である．また，被検者血液型から産生し得る抗体を推定し，消去法を進めることもできる．

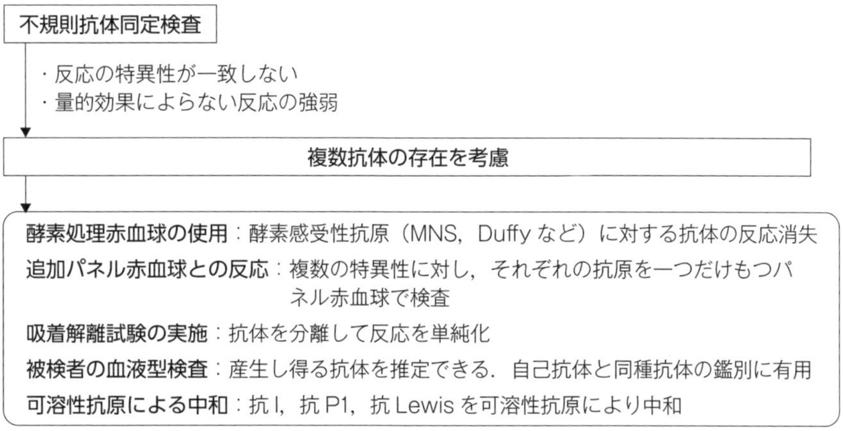

図11.5.2 追加検査の進め方

11.6 母児間血液型不適合妊娠症例

母児間血液型不適合妊娠とは，母体にない赤血球抗原が児に存在する妊娠で，少量の母児間輸血（feto-maternal transfusion；FMT）によって胎児の赤血球抗原に対する抗体が母体血漿中に産生される場合がある．産生された IgG 型抗体は胎盤を通過して胎児に移行し，対応する赤血球抗原に結合することで児の赤血球が破壊され，胎児・新生児溶血性疾患（HDFN）を起こす場合がある．

1．ABO-HDFN

母児間の ABO 血液型不適合妊娠の組み合わせを**表11.6.1**に示す．ABO 血液型不適合による新生児溶血性疾患（ABO-HDFN）を起こすのは，母親が O 型で児が A 型または B 型の場合で，そのうち，IgG 型抗 A または抗 B 抗体価が512倍以上の場合に重症化する可能性がある[11]．ABO-HDFN の頻度は高く日本人の HDFN の約65％を占めるが，（1）胎児や新生児の組織や分泌液に存在する A または B 抗原物質で中和されること，（2）新生児の A または B 抗原は未発達で，抗原量は成人の約1/4〜1/2であること[12]から，軽症例がほとんどであるといわれている．

表11.6.1 ABO 血液型不適合妊娠の組み合わせ

母親	児
O 型	A 型，B 型
A 型	B 型，AB 型
B 型	A 型，AB 型
AB 型	なし

2．RhD-HDFN

母親が D 陰性かつ児が D 陽性の場合で，母親が抗 D を保有する場合に児が発症する可能性がある．通常は，第2子以降に発症し重症化しやすいため，母親の抗体価の推移を厳重に管理する必要

がある．しかし，妊娠28週前後と分娩後72時間以内，また，妊娠中に検査や処置を行ったときなどに抗 D 免疫グロブリン（RhIg）が投与されるようになり，抗 D による HDFN は減少している．RhIg を投与した際の抗 D の抗体価は 4 倍以下程度[13]であるが，抗体価の上昇を認める場合は児の赤血球による免疫刺激で産生された抗 D の可能性があるため RhD-HDFN に注意する必要がある．また，妊娠までに D 陽性赤血球製剤の輸血歴などがある場合は，とくに注意が必要である．

3．ABO および RhD 以外の血液型不適合妊娠による HDFN

　母親の妊娠歴および赤血球輸血歴により抗 D 以外の不規則抗体が産生され，児が対応抗原陽性の場合に発症する可能性がある（**表11.6.2**）．日本人の50％が E 抗原陰性者であるため，輸血や妊娠により抗 E を保有する頻度が高く，抗 E による HDFN の報告が多い．

表11.6.2　HDFN の原因になる抗 D 以外の不規則抗体

重要		c, K, Ku, k, Js^b, Jk^a, Fy^a, Di^a, U, PP1P^k (p), anti-nonD (−D−)
可能性あり	高い	E, Kp^a, Kp^b, Js^a, Di^b, M
	低い	C, C^w, e, Jk^b, Fy^b, S, s, LW, Jr^a
関与しない		Le^a, Le^b, Lu^a, Lu^b, P1, Xg^a

〔大戸　斉：「第Ⅳ章　新生児溶血性疾患と母児免疫」，輸血学　改訂第 4 版，p.597-613, 前田平生，大戸　斉，岡崎　仁（編），中外医学社，2018. より作成〕

11.6.1　新生児・乳児の ABO 血液型検査

　新生児・乳児において血液型検査の依頼は，周術期を含む輸血療法を目的とすることが多いと考えられるが，乳児においては母児の血液型不適合による胎児・新生児溶血性疾患（ABO-HDFN または Rh-HDFN）の確認を目的として依頼される場合もある．いずれの場合も血液型を正確に判定することが重要で，新生児・乳児ゆえの特性をふまえたうえで検査にあたる必要がある．また，輸血を目的とする場合は，生後 1 年未満であっても成人と同様に同一被検者および同一検体の二重チェックを行い，それぞれの判定結果が一致した場合に血液型を確定することが望ましいとされている[14]．氏名を名乗れない乳児や小児の被検者誤認の危険性を回避し正確な結果を正しく報告・登録するためには重要な対応である．

1．ABO 血液型検査

　ABO 血液型検査を行うためには，まず，児の月齢を確認し，オモテ検査と可能な限りウラ検査を行う．そして，月齢に限らずオモテ検査の結果のみで血液型を暫定的に判定する．生後 1 年未満の児において自然抗体（IgM 型抗 A/抗 B）は，出生時にはほぼ産生されておらず生後 3 〜 6 か月で大半に検出されはじめ，生後 1 年でほとんどの児に検出される[5]．血液型ウラ検査の結果が，凝集を認めない，または，弱い凝集であっても，生後 1 年未満児の特性としてオモテ検査の結果で判定

する. また, 生後 4 か月未満の児で母親由来の移行抗体（IgG 型抗 A/抗 B）の影響によりオモテ・ウラ検査が一致しても, 児が産生した抗体ではないため, オモテ検査の結果のみで判定することとなる. さらに, 児のオモテ検査の血液型に対する抗 A または抗 B を検出した場合は, ABO-HDFN の可能性を考慮するとともに, 赤血球輸血の際は血液製剤の血液型に注意する. この現象は, 高分子剤の作用により血液型ウラ検査でも IgG 型抗体を検出するという特性をもつカラム凝集法で血液型検査を行った場合に遭遇することが多い（図11.6.1）.

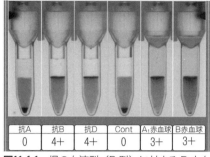

抗A	抗B	抗D	Cont	A₁赤血球	B赤血球
0	4+	4+	0	3+	3+

図11.6.1 児の血液型（B 型）に対する B 赤血球試薬に凝集を認めた例

2．RhD 血液型検査

Rh 血液型で重要となる D 抗原は, ABO 抗原と異なり胎児期より発現しており, 抗原量は成人と同等であるとされている. よって, 児の RhD 血液型検査においては, 成人と同様の検査を行い, 結果も同様に解釈する. ただし, RhD-HDFN に罹患している可能性がある場合で, 抗 D 試薬との反応が弱いか凝集を認めない場合は, 母親から移行した抗 D により D 抗原がマスクされている可能性があるため, 赤血球から抗体を解離したうえで（p.86, 9.1.1 参照）RhD 血液型検査を行う.

3．母親由来の移行抗体（IgG 型抗 A/抗 B）の確認

HDFN が疑われる場合や輸血を予定している生後 4 か月未満の児については, 母親由来の IgG 型抗 A/抗 B を確認するために A₁ または B 赤血球との間接抗グロブリン試験（IAT）を行う. A₁ または B 赤血球との IAT は, 母児の血液型が確実に紐付けられている場合は**表11.6.1**に示す児について行い, 母親の血液型が不明な場合などは, O 型以外のすべての児について行う.

ABO 血液型検査を試験管法で行っている場合は, オモテ検査とウラ検査を行った後, 検査後のウラ検査用試験管を用いて IAT を行う（**図11.6.2**）.

ABO 血液型検査をカラム凝集法で行っている場合は, 不規則抗体検査の要領で IAT 用のカセット（カード）と血液型ウラ検査用赤血球試薬を用いて IAT を行う（**図11.6.3, 11.6.4**）. ただし, 母親由来の抗 D 以外の不規則抗体が移行している場合は, 対応抗原陰性の A 型または B 型の赤血球を用いて IAT を行う.

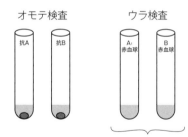

血液型検査実施後, ウラ検査用の試験管で IAT を行う（反応増強剤使用可）

図11.6.2 IgG 型抗 A/抗 B の確認

検査の結果母親由来の IgG 型抗 A/抗 B が検出された場合, 赤血球輸血の際は消失するまで O 型を選択するよう臨床へ報告する.

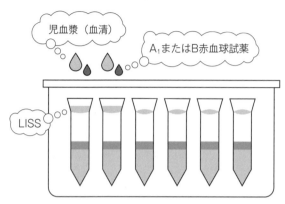

図11.6.3　用手法によるカラム凝集法での A₁ または B 赤血球との IAT

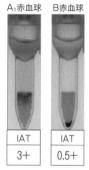

図11.6.4　自動輸血検査装置による A₁ または B 赤血球との IAT

11.6.2　抗体価・児の不規則抗体検査・直接抗グロブリン試験

1．抗体価測定

　母親が不規則抗体を保有している場合は，その抗体が IgG 型であれば胎盤を通じ胎児へ移行するため，胎児・新生児溶血性疾患（HDFN）発症に備え母児の管理が重要となる．D 陰性の妊婦に抗 D が検出された場合は，28週までは 4 週ごとに，28週以降は 2〜4 週ごとに抗 D 抗体価を測定し，抗体価の上昇の有無を確認する．抗体価は 8〜32倍の場合に高値と判断される．また，妊娠中の不規則抗体検査で抗 D 以外の不規則抗体が認められた場合は，HDFN を起こす可能性のある IgG 型抗体であるかを判断し，HDFN を起こす可能性のある抗体の場合は，抗 D と同様に定期的に抗体価を測定し抗体価の推移を評価する．ABO-HDFN が疑われる場合や既往がある場合は，IgG 型抗 A/抗 B の抗体価を測定し，512倍以上の場合に HDFN 発症リスクが高くなるため注意する**(表11.6.3)**．そのような場合は，胎児の貧血状態を非侵襲的に把握できる胎児中大脳動脈収縮期最高血流速度（MCA-PSV）[15] を測定するなど経過の観察が重要となる．

　抗体価測定に際しては，抗体価の推移を注視する必要がある．反応増強剤の違いによる施設間差を避けるため，反応増強剤無添加の間接抗グロブリン試験（Sal-IAT）に統一し，測定には終始同じ表現型の赤血球試薬を用いる．検査者の技量の違いや使用する赤血球試薬の抗原性による誤差を考慮するため，前回の測定に用いた検体を同時に測定するのが望ましい．抗体価は，1＋の凝集を示す最大希釈倍数とする．

表11.6.3 母親の抗体価測定

	ABO-HDFN	RhD-HDFN	その他の HDFN
注意すべき抗体価	512倍以上	8～32倍以上	
測定法		Sal-IAT	
検体処理	DTT などで処理	不 要	DTT 処理が必要な場合あり
赤血球試薬	A₁赤血球試薬または B 赤血球試薬	R₁r（D＋C＋c＋E－e＋）または R₂R₂（D＋C－c＋E＋e－）	対応抗原がヘテロ接合の赤血球試薬
その他	不規則抗体が陽性の場合，対応抗原が陰性の上記赤血球試薬を用いる		

2．抗 D 抗体価

　母親の抗 D 抗体価測定には，母親が D 陰性であることに鑑み，可能であれば R₁r（D＋C＋c＋E－e＋）を使用するが，難しければ R₂R₂（D＋C－c＋E＋e－）を使用する[16]．抗 D 免疫グロブリン（RhIg）投与後に採血された検体の場合も抗 D が検出されるが，前述のとおり，RhIg の影響によるものであれば，抗体価は 4 倍以下程度であり，投与後 6 か月程度影響する場合もあるため，投与歴の確認をすることが望まれる．

3．抗 D 以外の不規則抗体の抗体価

　母親が保有する不規則抗体に対する抗原を児が保有している可能性がある．母親はその抗原を保有していないため，児に発現している抗原はヘテロ接合体ということになる（**図11.6.5**）．母親の抗体価を測定する際は，児の保有する抗原に対するものであるため，使用する赤血球試薬は児の表現型と同じヘテロ接合体を用いて行う．不規則抗体検査でホモ接合体でしか陽性が認められない場合は，ホモ接合体を用いて測定するが，ヘテロ接合体を用いる場合より高値になっている可能性を考慮する．また，IgG 型か IgM 型かの鑑別が必要な抗 M や抗 Le^a などは，ジチオスレイトール（DTT）などで処理を行い，IgM 型抗体を変性した血漿（血清）を用いて確認した後測定する．ただし，IgG 型の抗 M を保有する場合は，抗体価が 1 倍以下であっても HDFN を発症する可能性があることに留意する．また，IgG 型の抗 M 抗体価測定時の DTT による希釈により検出感度以下になる場合もあるため，例外的にホモ接合の赤血球試薬を用いるなど，検体希釈の影響を受けにくい処理法などを適宜選択する．

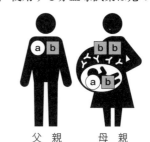

父 親　　母 親

図11.6.5 血液型不適合妊娠の成り立ち

輸血歴のない母親が抗 a（**Y**）を保有
→母親は a 抗原を保有していない
→児が父親由来の a 抗原を保有している

4．IgG 型抗 A/抗 B 抗体価

　母親は通常，血液型ウラ検査で検出される抗 A または抗 B を保有しており，ABO 不適合妊娠の母体には，IgM 型抗 A/抗 B と IgG 型抗 A/抗 B が混在している．胎児に影響を及ぼすのは胎盤を通

過する IgG 型抗 A/抗 B であるため，ABO-HDFN が疑われる場合は，DTT などで処理を行い，IgM 型抗体を変性させた血漿（血清）を用いて IgG 型抗 A/抗 B の抗体価を測定する．抗体価が 512 倍以上の場合，ABO-HDFN のリスクが高いとされる．また，市販の血液型ウラ検査用赤血球試薬は D 陰性で構成されているが，その他の抗原については不明であるため，抗 D 以外の不規則抗体を保有している場合は，対応する抗原が陰性の A 型または B 型の赤血球を用いて測定する．

5．乳児の不規則抗体検査

生後 4 か月未満の乳児が保有する不規則抗体は母親からの移行抗体であり，児の血球などに吸着し消費されている可能性がある．そのため，生後 4 か月未満の乳児の不規則抗体検査においては，母親の血液で不規則抗体スクリーニングを行うことが望ましい．母親の血液が入手できない場合は児の血液で実施するが，可能な限り母親の情報は入手する．また，母親が不規則抗体を保有しているにもかかわらず児の血液では検出されなかった場合でも，赤血球輸血の際には母親が保有する抗体に対する抗原陰性血を選択することが望ましい．

生後 4 か月未満の児については免疫能が乏しいため，母親からの移行抗体（同種抗体）の存在が否定できれば，以降，生後 4 か月になるまでの間（生後 4 か月未満）の不規則抗体スクリーニングを省略できる[14]．また，母親由来の IgG 型抗 A/抗 B を保有していないことが確認できれば，コンピュータクロスマッチにより適合性や安全性を確認したうえで，赤血球輸血の際の交差適合試験を省略することが可能である．

赤血球輸血歴のある生後 4 か月以上の乳児については，成人と同様の条件で輸血日を含め 3 日以内の検体で不規則抗体を確認することが望ましく，赤血球輸血の際は交差適合試験を行うか，または，コンピュータクロスマッチで適合性や安全性を確認し輸血を行う．

6．直接抗グロブリン試験（DAT）

母親由来の IgG 型移行抗体により HDFN に罹患している可能性がある新生児については，必ず児の DAT を行う．母親由来の移行抗体が結合した赤血球は網内系で破壊され，DAT では検出できない場合があるが，抗体解離試験で抗体が検出される場合がある[17]．抗体解離試験により同定された抗体は HDFN の原因抗体である可能性が高く，赤血球輸血を必要とする場合は，その抗体に対する抗原陰性血を輸血する．

7．ABO-HDFN に罹患した児の DAT

ABO-HDFN の場合，DAT は陰性になることが多い．その理由として，新生児に発現している A または B 抗原数が成人に比較し 1/3 程度と少なく，母親由来の IgG 型抗 A/抗 B が結合した赤血球が速やかに血中から消失するためと考えられている[6]．また，胎児や新生児の組織や分泌液に存在する A または B 抗原物質で母親由来の IgG 型抗 A/抗 B が中和されている可能性があることから，母親からの IgG 型抗 A/抗 B がすべて児の赤血球に結合していない可能性もその理由の一つであると考えられる．

8．RhD-HDFN に罹患した児の DAT

D 陰性の母親は，妊娠28週ごろに RhIg を投与するため，その影響で出産時の不規則抗体検査が陽性となり抗 D を検出する場合がある．また，児にもその RhIg が移行し DAT が陽性となる可能性がある．母親が保有する抗 D が RhIg によるものか，D 陽性赤血球で感作され産生した抗体であるかを慎重に見極める必要がある．

9．生後 4 か月以上の乳児の DAT

輸血歴のある生後 4 か月以上の乳児において，不規則抗体が陰性で交差適合試験が適合であったとしても自己対照が陽性になった場合は，成人同様，不規則抗体産生初期の可能性がある．そのような場合は，DAT を実施し，陽性の場合は抗体解離試験を実施してさらに陽性の場合には，抗体を特定する．特定した抗体は児が産生した不規則抗体（同種抗体）の可能性があるため，その後の赤血球輸血においては，抗体に対する抗原陰性の赤血球製剤を選択する．

■ 11.7 高頻度抗原に対する抗体保有症例

通常赤血球抗原に対する同種抗体は輸血または妊娠による同種免疫によって産生され，臨床的意義のある IgG 型抗体は，間接抗グロブリン試験（IAT）で陽性反応を示す．IAT は，臨床的意義のある抗体を検出するうえで最も信頼できる方法である[5]．パネル赤血球を用いた抗体同定において，単一特異性の抗体であれば特異性を決定するのは比較的容易であるが，高頻度抗原に対する抗体の場合には，パネル赤血球との反応や交差適合試験において，自己対照赤血球以外のすべての赤血球と IAT で陽性反応を示すため，抗体同定に時間と労力を要する．高頻度抗原に対する抗体が疑われる場合には**図11.7.1**に示すように，蛋白分解酵素であるフィシン（ficin）および還元剤であるジチオスレイトール（DTT）で処理した赤血球との反応性から抗体の推定が可能である．

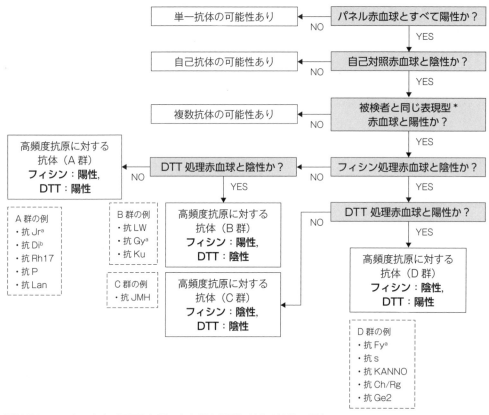

図11.7.1　フィシンおよび DTT を用いた高頻度抗原に対する抗体の同定フロー
＊ Rh, Duffy, Kidd, Diego, MNS など

　抗 Jr^a は，日本人から検出される高頻度抗原に対する抗体のなかで，最も多く検出される[18, 19]．抗 Jr^a に次いで抗 JMH, 抗 KANNO, 抗 Di^b, 抗 Chido などは比較的検出される抗体である．抗 Jr^a は酵素（フィシン，トリプシン， α-キモトリプシン）や DTT および AET（2-aminoethylisothiouronium bromide）の影響を受けない．抗 JMH は酵素および DTT 処理赤血球で反応が消失（低下）する．抗 KANNO は抗 JMH に類似した反応を示すが，DTT および AET で影響を受けない[20, 21]．Ch/Rg 抗原は Lewis 血液型と同様に血清中に型物質が存在するため，同種血清で抗体が中和される性質がある．また，抗 Jr^a, 抗 JMH, 抗 KANNO, 抗 Ch/Rg は高力価低親和性（high titer low avidity；HTLA）抗体とよばれ，抗体価が高くとも凝集が脆く弱い性質を示す．

　高頻度抗原に対する抗体にマスクされたほかの抗体の有無について確認する方法の例を**表11.7.1**に示した．主要な血液型抗原に対する抗体の混在を否定する際には，被検者の血液型タイピング結果にもとづいて推定することが基本となる．たとえば，被検者の血液型が D＋C＋E－c－e＋, Jk（a＋b＋）であれば，抗 E と抗 c を同種抗体として保有する可能性があるが，抗 Jk^a および抗 Jk^b は同種抗体として保有する可能性はない．

表11.7.1 高頻度抗原に対する抗体に混在した同種抗体の確認

パネル赤血球 No.	抗 JMH+抗 Jk^a		抗 Ch+抗 Fy^b		抗 LW	
	未処理	フィシン処理	未処理	トリプシン処理	未処理	DTT 処理
①	2+	0	3+	0	2+	0
②	2+	0	3+	2+	2+	0
③	3+	0	3+	2+	3+	0
④	2+^{S}	2+	2+	0	1+	0
⑤	3+	2+	2+	0	1+	0

パネル赤血球の抗原組成
①　　：Di (a+), Fy (a+b−), Jk (a−b+), S+s−
②, ③：Di (a−), Fy (a−b+), Jk (a−b+), S−
④, ⑤：Di (a−), Fy (a+b−), Jk (a+b−), S−

　抗 JMH に混在した抗 Jk^a を検出する例では，赤血球を蛋白分解酵素で処理することによって JMH 抗原は破壊されるが，Rh や Kidd，Diego などの抗原は影響を受けない．そのことを活用し，フィシン処理した赤血球との反応（抗 JMH の影響なし）から抗 Jk^a の存在を明らかにする．
　抗 Chido（抗 Ch）に混在した抗 Fy^b を検出する場合は，フィシン処理によって Chido 抗原は破壊され陰性化できるが，同時に Duffy 抗原（Fy^a，Fy^b）も陰性化するため抗 Fy^b を検出できない．このようなケースでは酵素の種類を変えて，トリプシン処理することによって抗 Ch の影響を受けずに抗 Fy^b などを検出することができる．
　抗 LW に混在した同種抗体は，DTT または AET 処理赤血球の反応を観察することで確認することができる．Rh，Duffy，Kidd，Diego，MNS 血液型の抗原は DTT および AET では影響されない．

1. 高頻度抗原に対する抗体と類似の反応性を示し，判断に苦慮する例

　高力価の抗 I（冷式自己抗体または寒冷凝集素）は，本質的には IgM 型抗体であり，低温相で最も強い活性を示すが，反応増強剤を添加した IAT では凝集の持ち越しによって弱陽性を示す〔直接抗グロブリン試験（DAT）も弱陽性〕．そのため，IAT のみ実施した場合には，通常検出される高頻度抗原に対する抗体と誤認識する可能性がある．検査したすべての赤血球と陽性反応を呈した場合は，**図11.7.2** に従い検査を進めることで鑑別できる．

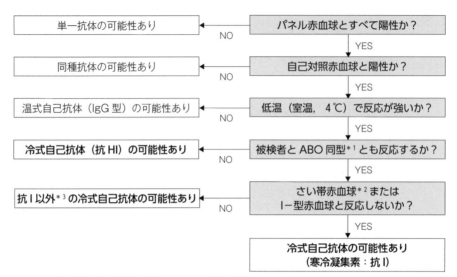

図11.7.2　冷式自己抗体（抗 I, 抗 HI, その他）の鑑別フロー
＊1　被検者が O 型以外の場合
＊2　cord-i 赤血球
＊3　膜蛋白質（Band 3 など）を認識

　このほかにも赤血球試薬の保存液に対する抗体や抗 CD38抗体治療薬投与の影響によって，検査したすべての赤血球と陽性になる場合がある．保存液に対する抗体（クロラムフェニコール，EDTA, コルチゾールなど）の鑑別法を**図11.7.3** に示した．また，抗 CD38抗体治療薬投与の影響は被検者情報（疾患や投薬情報）や DTT 処理赤血球との反応性から推測する[22]．

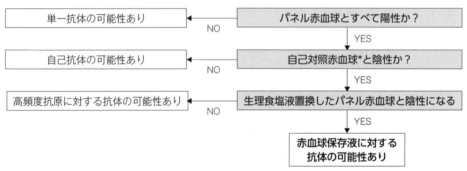

図11.7.3　保存液などに対する抗体の鑑別フロー
＊　生理食塩液（または PBS）で浮遊液を作製

11.8 交差適合試験陽性症例

症例

　68歳女性，既往歴なし，血液型A型D陽性．赤血球液4単位の輸血依頼があり，不規則抗体スクリーニング，交差適合試験を実施した．

　不規則抗体スクリーニングの結果は陰性であった．交差適合試験（主試験）の結果を**表11.8.1**に示す．

表11.8.1　交差適合試験（主試験）の結果

赤血球液（2単位製剤）	Sal法	IAT	IgG感作赤血球
A型RhD+（製剤番号：□□-□□□□-□□□□）	0	1+	NT
A型RhD+（製剤番号：○○-○○○○-○○○○）	0	0	+

Sal法：生理食塩液法，IAT：間接抗グロブリン試験

1．結果の解釈

　不規則抗体スクリーニングでは陰性，交差適合試験で，1本の製剤が不適合となっている．

2．考えられる状況

　低頻度抗原に対する抗体，直接抗グロブリン試験（DAT）陽性

3．対応

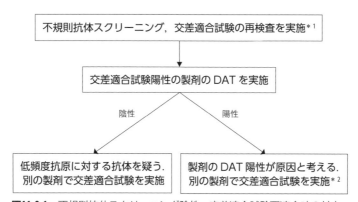

図11.8.1　不規則抗体スクリーニング陰性，交差適合試験不適合時の対応
* 1　不規則抗体スクリーニングに使用した反応増強剤がLISSの場合，PEG溶液を用いた再検査が有効な場合がある．
* 2　交差適合試験陽性の原因は，赤血球製剤自体にあるため，別の被検者との検査でも交差適合試験が陽性になる．

4．考え方

　不規則抗体検査および交差適合試験が正しく検査できていることを確認する．再検査の結果も同様の場合は，赤血球製剤のDATを実施する．

（1）赤血球製剤の DAT が陰性（0）の場合

被検者が低頻度抗原に対する抗体を保有している可能性が考えられる[23]．別の赤血球製剤で交差適合試験を行うことで陰性となる．

（2）赤血球製剤の DAT が陽性（＋）の場合

健常人のなかにも一定の割合で DAT 陽性者が存在する[24]．赤血球製剤の製品検査において，DAT は含まれないため，交差適合試験陽性の結果で赤血球製剤の DAT 陽性が判明する場合が多い．コンピュータクロスマッチを採用している施設では，DAT 陽性製剤の検出はできない．カラム凝集法は試験管法より少ない IgG 結合量で DAT 陽性になるため，交差適合試験をカラム凝集法で実施している場合は，DAT 陽性製剤の検出確率が高くなる[25]．DAT 陽性製剤を輸血に使用するかの判断は，各施設で対応を決めておくことが望ましい．

11.9　汎血球凝集反応

■ 症例

68 歳女性，消化管穿孔による腹膜炎，血液型 A 型 D 陽性．赤血球液 6 単位の輸血依頼があり，不規則抗体スクリーニング，交差適合試験を実施した．それぞれの結果を**表11.9.1**，**11.9.2** に示す．

表11.9.1　不規則抗体スクリーニングの結果

Cell No.	Rh					KELL		DUFFY		KIDD		LEWIS		MNS				P	Special Antigen Typing	Test Results		
	D	C	E	c	e	K	k	Fyª	Fyᵇ	Jkª	Jkᵇ	Leª	Leᵇ	M	N	S	s	P1		Sal	IAT	IgG 感作赤血球
1	+	+	0	0	+	0	+	+	0	+	0	0	+	+	0	+	0	+	Di (a+b+)	0	0	+
2	+	0	+	+	0	+	+	+	+	0	+	+	0	0	+	0	+	+		0	0	+
3	0	0	0	+	+	0	+	0	+	+	0	+	0	+	+	0	+	0		0	0	+

表11.9.2　交差適合試験の結果

赤血球製剤（2 単位製剤）	主試験		副試験
	Sal 法	IAT	Sal 法
A 型 RhD+（製剤番号：△△-△△△△-△△△△）	0	0	1+
A 型 RhD+（製剤番号：○○-○○○○-○○○○）	0	0	1+
A 型 RhD+（製剤番号：□□-□□□□-□□□□）	0	0	1+

Sal 法：生理食塩液法，IAT：間接抗グロブリン試験

1．結果の解釈

不規則抗体スクリーニングでは陰性，交差適合試験ですべての製剤の副試験が陽性になっている．

2. 対応

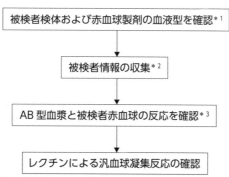

図11.9.1 汎血球凝集反応の鑑別のポイント

＊1 副試験陽性になる血液型の組み合わせになっていないか確認する
＊2 被検者の背景，汎血球減少や炎症反応などの情報を収集する
＊3 AB型血漿には抗A，抗Bが含まれないため，原則陰性になる

　被検者検体および赤血球製剤の血液型に問題は認められず，AB型血漿との反応を確認した（**表11.9.3**）．AB型血漿との反応を認めるため各種レクチンとの反応を確認した（**表11.9.4**）．

表11.9.3 AB型血漿との反応

	Sal法
AB型血漿①	1+
AB型血漿②	1+
AB型血漿③	1+

表11.9.4 各種レクチンとの反応

レクチン	T	Th	Tk	Tn	被検者赤血球
Arachis hypogaea	+	+	+	0	+
Glycine soja	+	0	0	+	+
Salvia sclarea	0	0	0	+	0
Salviahorminum	0	0	0	+	0

3. 考え方

　副試験陽性となる不適合が生じていないか，被検者検体および赤血球製剤のABO血液型を再確認する．追加検査でAB型血漿と被検者赤血球の反応性が陽性，各種レクチンとの反応からT抗原の露呈による汎血球凝集反応を考える[26]．

<u>コラム</u>　汎血球凝集反応とは

　汎血球凝集反応は，検体が細菌汚染を受けている場合や，細菌やウイルスの感染を受けている被検者の血液において，血液型に関係なく赤血球が凝集を呈する現象である[27]．微生物の出す酵素により赤血球に潜在的に存在する抗原が露呈し，成人ヒト血清中に存在する抗Ｔと反応する．血漿成分の輸血は避ける必要があり，赤血球や血小板輸血では洗浄し血漿成分を除去し，対応する必要がある．

<u>コラム</u>　レクチンとは

　レクチンに関する詳細な解説は p.65, 7.1 参照．汎血球凝集反応においては，各種レクチンと被検者赤血球の反応から分類することが可能である[28]．

11.10　抗体による溶血反応を疑った場合にすべきことは何か？

症　例

　53歳男性，Ｂ型Ｄ陽性，骨髄異形成症候群（MDS）のため造血幹細胞移植施行．

　HLA 型が一致した非血縁間 ABO 不適合同種骨髄移植でドナーはＡ型Ｄ陽性であった．

　移植後赤血球数の回復が不良であり，移植後9日目の検査で血清乳酸脱水素酵素〔LD（LDH）〕と総ビリルビン値の上昇，直接抗グロブリン試験（DAT）陽性であった．抗体解離液から抗Ｂを検出したため，抗Ｂによる溶血反応を疑い抗Ｂ抗体価を測定した（p.80, 8.1 参照）[29]．結果を**表11.10.1** に示す．

表11.10.1　抗Ｂ抗体価測定の結果

	×1	×2	×4	×8	×16	×32	×64	×128	×256	×512
IgM 型抗体	4+	4+	3+	3+	2+	1+	1+	0	0	0
IgG 型抗体	*	4+	3+	3+	3+	2+	2+	1+	w+	0

＊ 検体が DTT によって2倍希釈されるため，最初の試験管は2倍の希釈倍数から始まる点に注意する．

　結果から抗Ｂ抗体価は IgM 型抗体64倍，IgG 型抗体128倍と判定できる＊．

　被検者はＢ型であり，抗Ｂを産生することはできない．今回，被検者から検出された抗Ｂはドナー（Ａ型）のＢ細胞（形質細胞）から産生された抗Ｂと考えられる．本症例は，ドナー由来Ｂ細胞（形質細胞）が被検者由来血液型抗原に対する抗体を一過性に産生した PLS による溶血反応と考えられた．

＊ 最大希釈倍数の評価は 1+ までである

<コラム> PLS とは

　溶血の機序として passenger lymphocyte syndrome（PLS）が考えられる．ABO 不適合造血幹細胞移植後にドナー由来 B 細胞（形質細胞）が被検者由来血液型抗原に対する抗体（本症例では抗 B）を一過性に産生し，被検者由来赤血球と反応し溶血を起こすことがあり，この病態を PLS とよぶ．

<コラム> リツキシマブとは

　本症例では免疫抑制剤とプレドニゾロンの投与と血漿交換療法を実施することで回復したが，重症例ではリツキシマブを投与することもある．

　リツキシマブ（抗 CD20モノクローナル抗体）は，B 細胞の細胞表面に現れる CD20という表面抗原と選択的に結合する抗体治療薬で，分子標的治療薬の一つである．本剤が CD20抗原に結合すると補体依存性細胞傷害作用や抗体依存性細胞傷害作用などにより腫瘍化した B 細胞が破壊され，増殖を抑制する．また CD20陽性細胞に作用することで抗体産生が低下すると考えられている．CD20陽性の慢性リンパ性白血病，慢性特発性血小板減少性紫斑病，ABO 血液型不適合（腎臓，肝臓）移植における抗体関連型拒絶反応の抑制に使用できる．

　造血幹細胞移植 1 年後の血液型検査の結果を**表11.10.2** に示す．

表11.10.2　造血幹細胞移植 1 年後の血液型検査の結果

ABO オモテ検査			ABO ウラ検査			ABO 判定	RhD		
抗 A 試薬	抗 B 試薬	結果	A₁赤血球	B 赤血球	結果	判定保留	抗 D	Rh Cont	RhD 判定
4+	0	A 型	0	0	AB 型		4+	0	陽性

　検査の結果，オモテ検査が A 型，ウラ検査が AB 型となりオモテ・ウラ不一致で ABO 判定は判定保留となった．

　図11.10.1 に血液型検査のオモテ・ウラ不一致またはウラ検査の反応が弱いと推定される場合のフローチャートを示す．

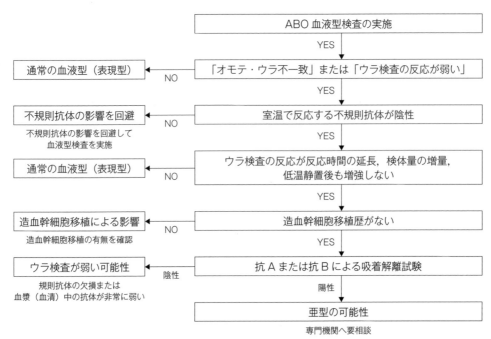

図11.10.1　オモテ・ウラ不一致またはウラ検査の反応が弱いと推定される場合の検査フローチャート

〔井手大輔, 他：輸血のための検査マニュアル Ver.1.3.2, 日本輸血・細胞治療学会　輸血検査技術講習委員会（編）, 2021.
http://yuketsu.jstmct.or.jp/wp-content/uploads/2022/07/3757b362c7f7c34354513f31928b25f4.pdf より作成〕

　本症例は造血幹細胞移植症例であるため, これがオモテ・ウラ不一致の原因であると解釈することができる.

　表11.10.3 に ABO 不適合造血幹細胞移植の不適合の種類を示す.

表11.10.3　ABO 不適合造血幹細胞における不適合の種類

不適合	血液型	
	ドナー（提供者）	レシピエント（患者）
主不適合 (major mismatch)	A	O
	B	O
	AB	O
	AB	A
	AB	B
副不適合 (minor mismatch)	O	A
	O	B
	O	AB
	A	AB
	B	AB
主副不適合 (major-minor mismatch)	A	B
	B	A

　移植後の血液型はドナー型に変化していく. 生着後, 最終的に赤血球はドナー型に変わる. 規則抗体についてもドナー型の血液型がもつ規則抗体を産生するようになるが, 患者型の血液型抗原に

対しては抗体の産生が起こらない．そのため，副不適合および主副不適合の場合にはオモテ・ウラ不一致となる．

また，不適合の種類と移植の時期によって血液製剤の血液型が異なることも注意が必要である．

図11.10.2 に ABO 不適合造血幹細胞移植時の血液製剤の選択を示す．

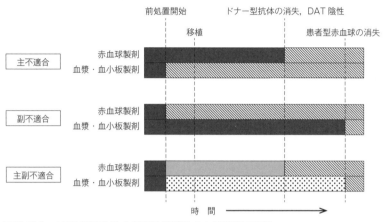

図11.10.2 ABO 不適合造血幹細胞移植時の血液製剤の選択

■：患者型， ▨：ドナー型， ▢：O 型， ▨：AB 型

〔J McCullough："Collection and use of stem cells; role of transfusion centers in bone marrow transplantation", Vox Sang, 1994；67(s 3)：p.35-42. より作成〕

──◁ コラム ▷── 臓器移植と抗体価測定

　ABO 血液型不適合腎臓移植においても抗 A，抗 B 抗体価測定を実施する．これは抗 A，抗 B と臓器に発現している A 抗原，B 抗原が反応し免疫関連拒絶の原因になると考えられているからである．これまでに ABO 血液型不適合腎臓移植において術前の抗 A，抗 B 抗体価が128倍以上あると移植腎生着率が有意に低下することが報告されている[30]．近年では多くの研究により治療法が開発され，ABO 血液型不適合腎臓移植の生着率は向上している．また，ABO 血液型不適合腎臓移植症例における抗体価の考え方も変化してきている[31]．これまではたんに抗体価が高いことが問題とされたが，血漿交換療法などで抗体を除去した後に抗体価が再上昇する症例は免疫学的にハイリスク症例と考えられ，さらに抗体を減らす治療である抗体除去療法（脱感作療法）を実施する方がよいとされている．つまり，抗体価測定は免疫学的ハイリスク群とローリスク群の鑑別診断に用いられるため，検査には精度と再現性が求められる．

11.11　溶血性輸血反応

11.11.1　急性溶血性輸血反応

┃┃症 例

> ある日の午後，輸血検査室に問い合わせがありました．
>
> 担当医　「今日，赤血球製剤 4 単位を輸血予定の患者で，1 バッグ目の輸血中に血尿，腹痛，悪寒，発熱
> 　　　　（38.3℃）の症状があります．」
>
> **輸血担当技師はどのように対応したらよいでしょうか．**
>
> 輸血担当技師　「輸血は中止されていますか？　輸血した赤血球製剤と，輸血後の患者検体のご提出をお願いい
> 　　　　　　　たします．患者や赤血球製剤の取り違えなどはありませんでしょうか．輸血時のスピードや使用
> 　　　　　　　した注射針の太さ，単独投与かどうかについても教えてください．」
>
> 担当医　「輸血は中止し，電解質輸液を投与しています．輸血前に実施確認をしており，患者・赤血球製剤の取
> 　　　　り違えはないです．輸血中は単独投与で注射針は21G を使用し，輸血速度は約100 mL/h です．物理的
> 　　　　な溶血は考えにくいと思います．」
>
> 輸血担当技師　「ご報告ありがとうございます．輸血部医師へ連絡いたします．」
>
> **表11.11.1**　輸血前後の血液検査
>
>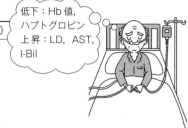
>
> | | 輸血前 9:00 | 輸血直後 12:00 | 翌日 9:00 |
> |---|---|---|---|
> | Hb（g/dL） | 6.8 | 7.7 | 7.0 |
> | LD（U/L） | 250 | 580 | 760 |
> | AST（U/L） | 20 | 43 | 78 |
> | I-Bil（mg/dL） | 0.8 | 1.5 | 1.0 |
> | ハプトグロビン（mg/dL） | … | ≦10 | … |
>
> 低下：Hb 値，ハプトグロビン
> 上昇：LD，AST，I-Bil
>
> **輸血検査室で必要な検査・確認事項**
> ・患者名または識別番号，ラベル，血液製剤，患者検体などの確認
> ・輸血されている血液製剤を回収し，血液型検査の確認，血液培養の依頼
> ・輸血前の患者検体で血液型検査，不規則抗体検査，交差適合試験の再検査
> ・輸血後の患者検体で血液型検査，DAT を実施
> ・輸血部医師，血液センターへ報告
>
>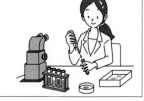

図11.11.1　急性溶血性輸血反応の症例　※症例はフィクションです．

1．考え方

　溶血性輸血反応（hemolytic transfusion reaction；HTR）とは，輸血された赤血球の破壊（溶血）が起こる症状のことで，急性溶血性輸血反応（acute hemolytic transfusion reaction；AHTR）は輸血後24時間以内に発症する[32, 33]．AHTR は ABO 不適合輸血などの免疫学的な原因のほかに，非免疫学的な原因で溶血を呈する場合があるため，重篤な ABO 不適合輸血との鑑別が重要となる[34]**（図11.11.2）**．

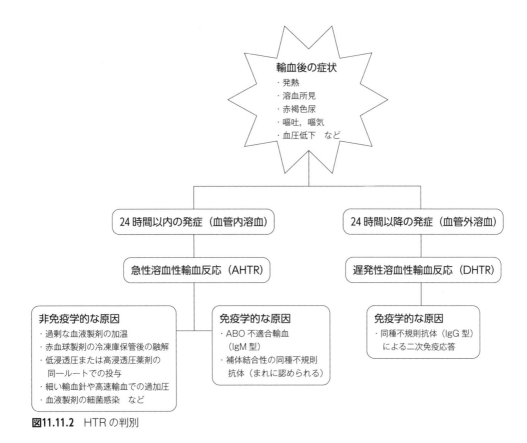

図11.11.2 HTR の判別

　AHTR の症例に遭遇した場合，**図11.11.3** に示すとおり，まずは輸血が中止されているか，電解質輸液の投与が開始されているか，患者誤認の有無，物理的な原因による溶血の有無などを確認する必要がある[33, 35]．AHTR の原因が赤血球製剤の ABO 不適合輸血であった場合，50 mL を超える輸血量で死亡例が増加するといわれており[33]，既往として腎機能の低下がある患者の場合は，致命的になることが考えられる．

2．予防策

　ABO 不適合輸血では，患者，血液製剤バッグの取り違えや検体取り違えによる患者誤認が原因となることが多い．日本輸血・細胞治療学会が行っている平成29年血液製剤使用実態詳細調査において，日本の輸血業務のヒヤリ・ハット事例は293件で，その約半数が患者検体の取り違えとの報告がある[36]**（図11.11.4）**．院内の輸血実施手順書や検査室における輸血検査手順書を作成し，適切な輸血を実施できるように周知することが重要である．また，日当直時に輸血担当技師以外の技師が輸血検査を行う場合は，定期的な輸血検査のトレーニングなどを実施することも重要となる．さらに ABO 不適合輸血などによる AHTR が起こった場合に備え，発症後に迅速な対応を可能とするためにも，マニュアルや手順書に明記しておく必要がある[33, 37]．

	急性溶血性輸血反応（AHTR）		遅発性溶血性輸血反応（DHTR）

検査所見

急性溶血性輸血反応（AHTR）
- ヘモグロビン血症
- ヘモグロビン尿
- 低下：Hb 値，ハプトグロビン（Hp）
- 上昇：LD, AST, クレアチニン, UN, K, I-Bil など

遅発性溶血性輸血反応（DHTR）
- 低下：Hb 値，ハプトグロビン（Hp）
- 上昇：LD, AST, K, I-Bil など
- ヘモグロビン尿

臨床への連絡

AHTR
- 輸血継続の中止依頼，電解質輸液の投与
- 輸血状況確認（患者誤認の有無，注射針の太さなど）
- 輸血した血液製剤の返却依頼
- 輸血後の患者検体採血依頼

DHTR
- 輸血した血液製剤の返却依頼
- 輸血後の患者検体採血依頼

検査室の対応

AHTR
- 輸血担当技師，輸血責任医師へ報告
- 輸血前患者検体：血液型検査, 不規則抗体検査, 交差適合試験の再検査
- 輸血した血液製剤の血液型確認，（血液培養）
- 輸血後患者検体：血液型検査, DAT の実施
- 血液センターへ報告

DHTR
- 輸血担当技師，輸血責任医師へ報告
- 輸血前後の患者検体：不規則抗体検査, 交差適合試験の再検査
- 輸血した血液製剤の抗原確認
- 輸血後患者検体：不規則抗体同定, DAT, 抗体解離試験の実施
- 必要時，血液センターへ報告，相談

血液センターへの対応

AHTR
- 「詳細調査票」提出
- 輸血前後の患者血清提出（輸血後検体は EDTA 血も提出）
- 必要時，使用済み血液製剤バッグ提出

DHTR
- 必要時，「詳細調査票」提出
- 必要時，輸血前後の患者血清提出（輸血後検体は EDTA 血も提出）
- 必要時，使用済み血液製剤バッグ提出

図11.11.3　HTR 発症時の検査と対応

〔山田麻里江：「PART07 輸血副反応発生時の対応と輸血検査」，輸血検査 苦手克服 BOOK，p.1544-1564，奥田　誠（監修），医歯薬出版，2020. より作成〕

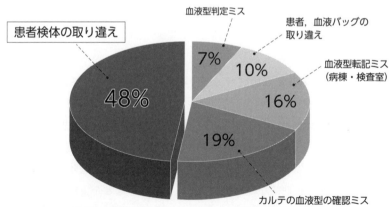

図11.11.4　日本の輸血業務のヒヤリ・ハット事例（2017年）293件
データは許可を得て使用.

〔日本輸血・細胞治療学会：「平成29年血液製剤使用実態詳細調査データ集」，2018. http://yuketsu.jstmct.or.jp/wp-content/uploads/2019/01/b8d8990ebee0aa363eaef4ff6a0ffb11.pdf より作成〕

11.11.2　遅発性溶血性輸血反応

■ 症 例

ある日の朝，輸血検査室に問い合わせがありました．

担当医　「3日前に赤血球製剤2単位を輸血した患者で，溶血所見を認めます．Hb値が6.8 g/dLと低下して
　　　　　いるため赤血球製剤を輸血したいので，交差適合試験用検体を提出します．」

輸血担当技師はどのように対応したらよいでしょうか．

輸血担当技師はDHTRを疑い，**図11.11.3**のとおり，検査を行ったところ**表11.11.2**のようになった．

表11.11.2　輸血前後の輸血検査

	輸血前の検体	輸血後3日目の検体
不規則抗体スクリーニング	陰性	陽性
輸血した赤血球製剤との交差適合試験	陰性	陽性
抗体同定	未実施	抗Jkᵃ
直接抗グロブリン試験（DAT）	陰性	多特異(1+)抗IgG(1+) 抗補体(0)
抗体解離試験	陰性	抗Jkᵃ

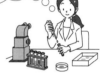

過去に輸血歴あり．
3日前に輸血した赤血球製剤の
セグメントチューブでJkᵃ抗原
を確認したところ，赤血球製剤
はJkᵃ抗原陽性であり，二次免
疫応答で**抗Jkᵃの抗体産生**が
考えられる！

輸血担当技師　「輸血前の検体で再検査を行いましたが，不規則抗体は陰性，交差適合試験も陰性でした．輸血
　　　　　　　　後の検体では抗Jkᵃを検出しました．3日前に輸血した赤血球製剤はJkᵃ抗原陽性であり，過
　　　　　　　　去に輸血歴があることから，二次免疫応答による抗体産生が考えられます．
　　　　　　　　今後の赤血球製剤輸血時は，Jkᵃ抗原陰性のものを選択する必要があります．」

担当医　「わかりました．」

図11.11.5　DHTRの症例　※症例はフィクションです．

1．考え方

　輸血後24時間以降に発症する溶血性輸血反応（HTR）を，遅発性溶血性輸血反応（delayed hemolytic transfusion reaction；DHTR）という[32, 33]．赤血球輸血による抗原刺激で産生もしくは増加したIgG型不規則抗体が，体内に残存する輸血した赤血球と反応して溶血が起こる**（図11.11.2）**．また無症状で溶血所見を認めない場合は，遅発性血清学的輸血反応（delayed serologic transfusion reactions；DSTR）といわれている．

　DHTRは発熱，貧血，血尿，黄疸などが認められるが，AHTRよりも比較的軽度な場合が多い．患者の状態や不規則抗体の種類，不適合輸血量などによって重症化する場合もあるため，定期的な検査データの確認や腎機能の維持，改善を最重点として治療を行うことが望ましいとされる[35]．

　DHTRの発症が予想される場合は，**表11.11.3**に示す各種検査を行い，今後の輸血対応も含め担当医へ十分な情報提供を行う必要がある．原因が不明な場合は，日本赤十字血液センターへ相談することをすすめる**（図11.11.3）**．

表11.11.3　DHTR 発生時に必要な検査と確認事項

検査・確認事項	解　釈
輸血前後の検体による不規則抗体検査と交差適合試験	輸血前検体では陰性，輸血後検体では陽性
輸血後検体による不規則抗体の同定	原因抗体が一種類でなく複数関与する場合もあり
輸血後検体による直接抗グロブリン試験（DAT）	輸血した赤血球が残存している場合は陽性
輸血後検体による抗体解離試験	DAT が陰性でも，原因となる抗体が同定される場合があり
輸血された赤血球製剤の抗原確認	原因抗体に対する抗原が輸血した赤血球に存在
溶血所見の有無	・低下：Hb 値，ハプトグロビン ・上昇：LD，AST，K，I-Bil ・その他：血清（血漿）または尿の色調を確認

〔日本輸血・細胞治療学会 輸血療法委員会，他（監修），藤井康彦，他（編）：「副作用各論」，輸血副作用対応ガイド Version1.0，p.33-40，2014より作成〕

2．予防策

　不規則抗体検査や交差適合試験で検出できない検出限界以下の不規則抗体でも，二次免疫応答で DHTR が起こる場合があるため，未然に防ぐことは困難である．

　不規則抗体検査や交差適合試験を行う際は，**表11.11.4** に示すとおり，日本輸血・細胞治療学会が発行している赤血球型検査（赤血球系検査）ガイドライン（改訂 4 版）にもとづいて実施する必要がある[5]．

表11.11.4　不規則抗体検査，交差適合試験時における DHTR 予防策

項　目	解　釈
検　体	3 か月以内に輸血歴・妊娠歴あり：採血日含め 3 日以内
検査法	間接抗グロブリン試験（IAT）：IgG 型不規則抗体の検出率が高い
反応増強剤	ポリエチレングリコール溶液（PEG 溶液），低イオン強度溶液（LISS）
不規則抗体検査	輸血前に行う

〔奥田　誠，他：「赤血球型検査（赤血球系検査）ガイドライン（改訂 4 版）」，
日本輸血細胞治療学会誌，2022；68(6)：p.539-556．より引用〕

　臨床的意義のある抗体が検出された患者に，その旨を記載したカード（輸血関連情報カード：日本輸血・細胞治療学会 HP に掲載[38]）を携帯してもらい，他施設での輸血時に活用することも予防策としてあげられる．患者が検出感度以下まで低下した不規則抗体を保有していた場合，輸血関連情報カードの情報により二次免疫応答を回避できる可能性がある．

　DHTR を発症した場合の原因検索のために，輸血前後の患者検体と輸血した血液製剤のセグメントを輸血後 1 か月程度保管することも有用である．また，輸血後の生化学検査や血液検査などのデータの確認は，DHTR の早期発見につながる場合もある **（図11.11.3）**．

参考文献

1) 井手大輔, 他：輸血のための検査マニュアル Ver.1.3.2, 日本輸血・細胞治療学会 輸血検査技術講習委員会 (編), 2021. http://yuketsu.jstmct.or.jp/wp-content/uploads/2022/07/3757b362c7f7c34354513f31928b25f4.pdf

2) 李　悦子：「10.1 ABO 血液型」, 輸血・移植検査技術教本 第2版, p.163, 日本臨床衛生検査技師会 (監修), 奥田　誠, 川畑絹代, 他 (編), 丸善出版, 2023.

3) 松田利夫：「Partial D と weak D (Du) －判定と意義－」, 日本輸血細胞治療学会誌, 1999；45(1)：p.11-19.

4) 厚生労働省医薬・生活衛生局血液対策課：「輸血療法の実施に関する指針」, 平成17年9月 (令和2年3月一部改正).

5) 奥田　誠, 他：「赤血球型検査 (赤血球系検査) ガイドライン (改訂4版)」, 日本輸血細胞治療学会誌, 2022；68(6)：p.39-556.

6) MA Wallhermfechtel, et al.："Alloimmunization in patients with warm autoantibodies. A retrospective study employing three donor alloabsorptions to aid in antibody detection", Transfusion, 1984；24(6)：p.482-485.

7) RM Leger, G Garratty："Evaluation of methods for detecting alloantibodies underlying warm autoantibodies", Transfusion, 1999；39(1)：p.11-16.

8) 大谷慎一, 他：スタンダード輸血検査テキスト 第3版, 認定輸血検査技師制度協議会カリキュラム委員会 (編), 医歯薬出版, 2017.

9) 奥田　誠, 川畑絹代, 他 (編)：輸血・移植検査技術教本 第2版, 日本臨床衛生検査技師会 (監修), 丸善出版, 2023.

10) 大谷慎一, 他：スタンダード輸血検査テキスト 第3版, p.245, 認定輸血検査技師制度協議会カリキュラム委員会 (編), 医歯薬出版, 2017.

11) 浮田昌彦：「ABO 不適合」, Neonatal Care, 1994；7：p.67-72.

12) HG Klein, DJ Anstee：Mollison's blood transfusion in clinical medicine 12th edition, p.118-166, WILEY Blackwell, 2014.

13) CS Cohn, et al. (eds.)："METHOD 5-3. Using antibody titration studies to assist in early detection of hemolytic disease of the fetus and newborn", Technical manual 20th edition, AABB, 2020.

14) Jr KJ Moise, et al.："RhD alloimmunization: Prevention in pregnant and postpartum patients", UpToDate 2015. https://www.uptodate.com/contents/rhd-alloimmunization-prevention-in-pregnant-and-postpartum-patients

15) 安田広康, 大戸　斉：「9.2 患児のための検査」, 輸血・移植検査技術教本 第2版, p.150-152, 日本臨床衛生検査技師会 (監修), 奥田　誠, 川畑絹代, 他 (編), 丸善出版, 2023.

16) 日髙陽子：「5.2 抗体価測定」, 輸血・移植検査技術教本 第2版, p.79, 日本臨床衛生検査技師会 (監修), 奥田　誠, 川畑絹代, 他 (編), 丸善出版, 2023.

17) 川畑絹代：「10.5 新生児・乳児」, 輸血・移植検査技術教本　第2版, p.177-180, 日本臨床衛生検査技師会 (監修), 奥田　誠, 川畑絹代, 他 (編), 丸善出版, 2023.

18) 伊藤正一：「2.1 血液型と抗体」, 「10.3 稀な血液型」, 輸血・移植検査技術教本 第2版, p.8-20, p.171-172, 日本臨床衛生検査技師会 (監修), 奥田　誠, 川畑絹代, 他 (編), 丸善出版, 2023.

19) 伊藤正一：「JR 血液型～妊娠による抗 Jra 産生と児への影響～」, 日本輸血細胞治療学会誌, 2017；63(6)：p.820-821.

20) 川畑絹代, 他：「高頻度抗原 KANNO に対する同種抗体の血清学的性状と臨床的意義」, 日本輸血細胞治療学会誌, 2011；57(6)：p.478-483.

21) H Ohto, et al.："The KANNO blood group system", Immunohematology, 2022；38(4)：p.119-122.

22) 山田千亜希, 他：「抗 CD38抗体治療における輸血検査上の問題点と対処法に関する多施設共同研究」, 日本輸血細胞治療学会誌, 2021；67(3)：p.440-448.

23) 内川　誠：「第Ⅲ章 血液型とその検査」, 輸血学 改訂第4版, p.451-452, 前田平生, 大戸　斉, 岡崎　仁 (編), 中外医学社, 2018.

24) 加藤千秋：「3.6 直接抗グロブリン試験」, 輸血・移植検査技術教本 第2版, p.55, 日本臨床衛生検査技師会 (監修), 奥田　誠, 川畑絹代, 他 (編), 丸善出版, 2023.

25) 菅野直子, 他：「カラム凝集法による赤血球凝集反応：試験管法, ビーズ法, ゲル法の比較検討」, 医学検査, 2000；49(6)：p.951-955.

26) 岡田義昭, 他：「交通外傷による敗血症からの汎血球凝集反応を呈した1症例」, 日本輸血細胞治療学会誌, 2019；65(3)：p.595-599.

27) 川畑絹代, 他：「第Ⅴ章 輸血反応」, 輸血学 改訂第 4 版, p.654, 前田平生, 大戸　斉, 岡崎　仁（編）, 中外医学社, 2018.

28) 柴田洋一, 他（監訳）：Technical manual 13TH edition 日本語版, p.703-704, オリンパス光学工業, 2002.

29) 原正樹, 他：「ABO 血液型不適合・同種造血幹細胞移植後に passenger lymphocyte syndrome を併発し, 急性腎不全に至った症例」, 日本透析医学会雑誌, 2012；45(3)：p.273-279.

30) H Shimmura, et al.："Role of anti-A/B antibody titers in results of ABO-incompatible kidney transplantation", Transplantation, 2000；70(9)：p.1331-1335.

31) 高橋公太：「ABO 血液型不適合腎移植 Update」, 日本腎臓学会誌, 2008；50(7)：880-886.

32) HG Klein, DJ Anstee：Mollison's blood transfusion in clinical medicine 12th edition, p.458-498, WILEY Blackwell, 2014.

33) 日本輸血・細胞治療学会　輸血療法委員会, 他（監修）, 藤井康彦, 他（編）：「副作用各論」, 輸血副作用対応ガイド Version1.0, p.33-40, 2014.

34) 前田平生, 大戸　斉, 岡崎　仁（編）：輸血学 改訂第 4 版, p.616-659, 中外医学社, 2018.

35) 大谷慎一, 他：スタンダード輸血検査テキスト 第 3 版, p.89-93, 認定輸血検査技師制度協議会カリキュラム委員会（編）, 医歯薬出版, 2017.

36) 奥田　誠（監修）：輸血検査 苦手克服 BOOK, p.1544-1564, 医歯薬出版, 2020.

37) 日本輸血・細胞治療学会：「平成29年血液製剤使用実態詳細調査データ集」, 2018.
http://yuketsu.jstmct.or.jp/wp-content/uploads/2019/01/b8d8990ebee0aa363eaef4ff6a0ffb11.pdf

38) 日本輸血・細胞治療学会安全委員会, 他：「輸血関連情報カード発行アプリの公開について」, 2017.
http://yuketsu.jstmct.or.jp/wp-content/themes/jstmct/images/medical/file/reference/infocard_1.pdf

フローチャートと動画でみる輸血検査

令和6年1月30日　発　行

監　修　　一般社団法人　日本輸血・細胞治療学会

編　者　　奥田　　誠・井手　大輔・日髙　陽子
　　　　　伊藤　正一・松浦　秀哲・北﨑　英晃

発行者　　池　田　和　博

発行所　　丸善出版株式会社
　　　　　〒101-0051　東京都千代田区神田神保町二丁目17番
　　　　　編集：電話（03）3512-3261／FAX（03）3512-3272
　　　　　営業：電話（03）3512-3256／FAX（03）3512-3270
　　　　　https://www.maruzen-publishing.co.jp

組版・株式会社 新後閑／印刷・日経印刷株式会社
製本・株式会社 松岳社

ISBN 978-4-621-30910-0　C 3047　　　　　Printed in Japan